André Christian Barloi

Klebeverbundfestigkeit zu Zirkoniumdioxidkeramik

André Christian Barloi

Klebeverbundfestigkeit zu Zirkoniumdioxidkeramik

abhängig von Korundstrahlen, Primer und Kleber

Südwestdeutscher Verlag für Hochschulschriften

Impressum/Imprint (nur für Deutschland/only for Germany)
Bibliografische Information der Deutschen Nationalbibliothek: Die Deutsche Nationalbibliothek verzeichnet diese Publikation in der Deutschen Nationalbibliografie; detaillierte bibliografische Daten sind im Internet über http://dnb.d-nb.de abrufbar.
Alle in diesem Buch genannten Marken und Produktnamen unterliegen warenzeichen-, marken- oder patentrechtlichem Schutz bzw. sind Warenzeichen oder eingetragene Warenzeichen der jeweiligen Inhaber. Die Wiedergabe von Marken, Produktnamen, Gebrauchsnamen, Handelsnamen, Warenbezeichnungen u.s.w. in diesem Werk berechtigt auch ohne besondere Kennzeichnung nicht zu der Annahme, dass solche Namen im Sinne der Warenzeichen- und Markenschutzgesetzgebung als frei zu betrachten wären und daher von jedermann benutzt werden dürften.

Coverbild: www.ingimage.com

Verlag: Südwestdeutscher Verlag für Hochschulschriften GmbH & Co. KG
Heinrich-Böcking-Str. 6-8, 66121 Saarbrücken, Deutschland
Telefon +49 681 37 20 271-1, Telefax +49 681 37 20 271-0
Email: info@svh-verlag.de

Zugl.: Kiel, Christian-Albrechts-Universität, Inauguraldissertation, 2009

Herstellung in Deutschland (siehe letzte Seite)
ISBN: 978-3-8381-3217-4

Imprint (only for USA, GB)
Bibliographic information published by the Deutsche Nationalbibliothek: The Deutsche Nationalbibliothek lists this publication in the Deutsche Nationalbibliografie; detailed bibliographic data are available in the Internet at http://dnb.d-nb.de.
Any brand names and product names mentioned in this book are subject to trademark, brand or patent protection and are trademarks or registered trademarks of their respective holders. The use of brand names, product names, common names, trade names, product descriptions etc. even without a particular marking in this works is in no way to be construed to mean that such names may be regarded as unrestricted in respect of trademark and brand protection legislation and could thus be used by anyone.

Cover image: www.ingimage.com

Publisher: Südwestdeutscher Verlag für Hochschulschriften GmbH & Co. KG
Heinrich-Böcking-Str. 6-8, 66121 Saarbrücken, Germany
Phone +49 681 37 20 271-1, Fax +49 681 37 20 271-0
Email: info@svh-verlag.de

Printed in the U.S.A.
Printed in the U.K. by (see last page)
ISBN: 978-3-8381-3217-4

Copyright © 2012 by the author and Südwestdeutscher Verlag für Hochschulschriften GmbH & Co. KG and licensors
All rights reserved. Saarbrücken 2012

In großer Liebe und Dankbarkeit
meinen Eltern gewidmet.

Inhaltsverzeichnis

1. **EINLEITUNG** — 5
2. **LITERATURÜBERSICHT** — 6
   - 2.1. WERKSTOFFKUNDLICHE GRUNDLAGEN KERAMISCHER MATERIALIEN IM DENTALBEREICH — 6
     - *2.1.1. Definition und Einteilung* — 6
     - *2.1.2. Silikatkeramik* — 7
       - 2.1.2.1. Feldspatkeramik — 7
       - 2.1.2.2. Glaskeramik — 8
     - *2.1.3. Glasinfiltrierte Keramiken* — 9
     - *2.1.4. Polykristalline Keramiken* — 10
       - 2.1.4.1. Aluminiumoxid — 10
       - 2.1.4.2. Zirkoniumdioxid — 11
   - 2.2. DER ADHÄSIVE VERBUND DES BEFESTIGUNGSKOMPOSITS ZUR KERAMIK — 16
   - 2.3. PROBLEMSTELLUNG — 18
3. **MATERIAL UND METHODEN** — 20
   - 3.1 MATERIAL — 20
     - *3.1.1. Die Keramikprüfkörper* — 20
     - *3.1.2. Herstellung der Acrylglastuben* — 20
     - *3.1.3. Das verwendete Füllmaterial* — 21
     - *3.1.4. Die verwendeten Befestigungskomposite* — 22
       - 3.1.4.1 Multilink Automix — 22
       - 3.1.4.2. RelyX Unicem — 23
     - *3.1.5. Die verwendeten Primer* — 24
       - 3.1.5.1. Metal/Zirconia Primer — 25
       - 3.1.5.2. Alloy Primer — 25
       - 3.1.5.3. Clearfil Ceramic Primer — 25
       - 3.1.5.4. LiquidStrip — 26
     - *3.1.6. Chargennummern der verwendeten Materialien* — 26
   - 3.2. METHODE — 27
     - *3.2.1. Vorbereitung der Keramikprüfkörper* — 27
     - *3.2.2. Korundstrahlung der Klebeflächen* — 27
     - *3.2.3. Oberflächenkonditionierung der Klebeflächen* — 28
     - *3.2.4. Füllen der Acrylglastuben mit Komposit* — 28
     - *3.2.5. Klebevorrichtung* — 29
     - *3.2.6. Herstellen des Komposit-Keramik-Verbundes zwischen den Prüfkörpern* — 30
       - 3.2.6.1. Verkleben mit Multilink Automix — 30
       - 3.2.6.2. Verkleben mit RelyX Unicem — 31

3.2.7. Zuordnung der Testgruppen —— 31
3.2.8. Lagerungsbedingungen —— 34
3.2.9. Analytische Methoden —— 35
    3.2.9.1. Prüfung der Verbundfestigkeit —— 35
    3.2.9.2. Quantitative lichtmikroskopische Bruchflächenanalyse —— 36
    3.2.9.3. Rasterelektronenmikroskopische Bruchflächenanalyse —— 36
    3.2.9.4. Versuchsauswertung mit Hilfe statistischer Verfahren —— 37

4. ERGEBNISSE —— 38

4.1. DESKRIPTIVE STATISTIK —— 38
    4.1.2. Graphische Darstellung der ermittelten Verbundfestigkeitswerte —— 39
4.2. STATISTISCHE AUSWERTUNG DER ERMITTELTEN WERTE —— 40
4.2.1. EINFLUSS DER STRAHLDRÜCKE AUF DIE VERBUNDFESTIGKEIT —— 41
    4.2.2. Einfluss der Kleber auf die Verbundfestigkeit —— 42
    4.2.3. Einfluss der Lagerungsbedingungen auf die Verbundfestigkeit —— 44
    4.2.4. Einfluss der Primer auf die Verbundfestigkeit —— 45
4.4. QUANTITATIVE LICHTMIKROSKOPISCHE AUSWERTUNG DES VERSAGENS —— 47
4.5. RASTERELEKTRONENMIKROSKOPISCHE ANALYSE DER BRUCHMODI —— 49

5. DISKUSSION —— 51

5.1. DISKUSSION VON MATERIAL UND METHODE —— 51
    5.1.1. Korundstrahlung —— 51
    5.1.2. Auswahl der Befestigungsmaterialien —— 52
    5.1.3. Herstellung des Klebeverbundes —— 52
    5.1.4. Lagerungsbedingungen —— 53
    5.1.5. Axialer Zugfestigkeitstest —— 54
5.2. DISKUSSION DER ERGEBNISSE —— 54
5.2.1. EINFLUSS DER STRAHLDRÜCKE AUF DIE VERBUNDFESTIGKEIT —— 54
    5.2.2. Einfluss der Primer auf die Verbundfestigkeit —— 56
    5.2.3. Einfluss der Kleber auf die Verbundfestigkeit —— 57
    5.2.4. Einfluss der Lagerungsbedingungen auf die Verbundfestigkeit —— 58
5.3. SCHLUSSFOLGERUNGEN FÜR DIE PRAXIS —— 59

6. ZUSAMMENFASSUNG —— 60

6.1. Zusammenfassung —— 60
6.2. Summary —— 62

7. LITERATURVERZEICHNIS —— 64

8. TABELLENANHANG —— 72

1. Einleitung

Vollkeramische Systeme erlangen aufgrund ihrer ästhetischen Vorzüge und ausgezeichneter Bioverträglichkeit in der restaurativen Zahnheilkunde einen immer größeren Stellenwert [74, 112]. Vollkeramikkronen setzen im Vergleich zu Metallkeramikkronen keine Metallionen frei, welche dunkle Verfärbungen im Bereich der Kronenränder verursachen und Parodontopathien begünstigen können [46, 117].

Heute stellt die Zirkondioxidkeramik ein sehr vielversprechendes metallfreies Kronengerüstmaterial für eine Vielfalt zahnmedizinischer Versorgungsindikationen dar. Die optimalen Materialeigenschaften von Zirkonoxid-Vollkeramikkronen [59] ermöglichen deren erfolgreichen Einsatz auch im kaubelasteten Seitenzahnbereich [29]. Um die Belastbarkeit dieser vollkeramischen Restaurationen zu erhöhen, wird eine adhäsive Befestigung empfohlen [82].
Der Kunststoff-Keramik-Verbund hat in den letzten Jahren in der Zahnmedizin stark an Bedeutung gewonnen. Es sind zahlreiche Produkte entwickelt worden mit dem Ziel, eine dauerhafte Verbindung zwischen Keramik und Kunststoff herzustellen.
Ein zu geringer oder nicht beständiger Klebeverbund führt im extremen Milieu der Mundhöhle insbesondere infolge der im Rahmen der Nahrungsaufnahme vorkommenden Temperaturwechsellast zur Bildung von Randspalten [33, 112], welche letztendlich den Verlust oder die Fraktur der Restauration verursachen können. Die Fortschritte, die in dem Gebiet der Adhäsivtechnik in den letzten Jahren erzielt wurden, sorgen dafür, dass sie in der Zahnheilkunde mittlerweile nicht mehr wegzudenken ist. Es gilt die Langzeitstabilität, die ganz wesentlich von den Faktoren des unterkritischen Risswachstums und der Spannungsrisskorrosion bestimmt wird [95], zu optimieren und die Parameter, welche die Verbundqualität beeinflussen, zu untersuchen.

2. Literaturübersicht

2.1. Werkstoffkundliche Grundlagen keramischer Materialien im Dentalbereich

2.1.1. Definition und Einteilung

Die ursprüngliche Bezeichnung „Keramik" (Griechisch keramos = gebrannter Stoff) charakterisierte Materialien, die aus tonhaltigen Rohstoffen durch Brennen gewonnen wurden.
Definitionsgemäß versteht man heute unter keramischen Werkstoffen anorganisch-nichtmetallische und schwer wasserlösliche Körper, die sowohl kristalline als auch nichtkristalline Anteile aufweisen. Der Mindestgehalt an kristallinen Strukturen beträgt hierbei 30%. Keramische Werkstoffe werden in der Regel bei Raumtemperatur aus einer Rohmasse geformt und durch einen Sintervorgang verfestigt. Das Sintern ist ein Vorgang, bei dem es durch Verdichtung des Gefüges der geformten Rohmasse zu einem festen, nicht deformierbaren Körper kommt [59]. Der Sintervorgang läuft unter definierten Druck-, Temperatur-, Zeit- und atmosphärischen Bedingungen ab. Bei diesem Prozess geht ein Pulver, welches nur oberflächlich zusammenhaftet, in ein gefestigtes Gebilde über. Auslösender Faktor für diesen Vorgang ist die Abnahme der Oberflächenenergie durch das enge Zusammenhaften. Die Sinterschrumpfung ist mit bis zu 30% einzukalkulieren [48].

Aufgrund ihrer chemischen Zusammensetzung, Struktur und Verarbeitung nehmen die dentalkeramischen Massen eine Stellung zwischen Keramik und Glas ein [23, 106]. Sie werden entsprechend ihrer Zusammensetzung in zwei Hauptgruppen unterteilt. Die erste Gruppe beinhaltet die mehrphasigen Silikatkeramiken mit hohem Glasanteil, welche sich weiterhin in Feldspatkeramiken und Glaskeramiken unterteilen lassen. Die einphasigen polykristallinen Oxidkeramiken bilden die zweite Gruppe der Keramiken. Diese haben einen nur geringen Glasanteil und bestehen aus einfachen Oxiden wie z.B. Al_2O_3 oder ZrO_2 [59, 94, 96, 106]. Eine Zwischenstellung zwischen den Silikatkeramiken und den polykristallinen Oxidkeramiken nehmen glasinfiltrierte Keramiken ein, die einen hohen Oxidanteil haben, aber durch das Infiltrationsverfahren auch einen Glasanteil besitzen [62, 84].

2.1.2. Silikatkeramik

2.1.2.1. Feldspatkeramik

Dentalkeramiken unterscheiden sich durch ihre kristalline Struktur von den amorphen, strukturlosen Gläsern. Die Grundbestandteile sind im Wesentlichen, wie auch beim Porzellan, Feldspat, Quarz und Kaolin. An Dentalkeramiken werden allerdings andere Anforderungen gestellt, deshalb unterscheiden sie sich von Porzellanen deutlich in der prozentualen Zusammensetzung. Der Feldspatanteil ist erhöht (70-80%), wohingegen der Anteil des Kaolins auf 0-3% minimiert wurde. Der Quarzanteil ist mit 20-30% ähnlich dem des Porzellans [94, 96, 106].

Feldspat mit seinen drei Erscheinungsformen Kalifeldspat (Orthoglas) (K_2O-Al_2O_3-$6SiO_2$), Natronfeldspat (Na_2O-Al_2O_3-$6SiO_2$) und Calciumfeldspat (CaO-Al_2O_3-$6SiO_2$) ist der wichtigste Rohstoff der Dentalkeramik. Aufgrund seines inkongruenten Schmelzverhaltens wird bevorzugt Kalifeldspat verwendet. Kalifeldspat geht bei einer Schmelztemperatur von 1170°C in Schmelze und Leuzit über. Natronfeldspat hingegen geht ausschließlich in Schmelze über. Die Leuzitkristalle verleihen den dentalkeramischen Massen beim Brennvorgang eine hohe Viskosität und Standfestigkeit und, da sie nach dem Brennen bestehen bleiben, erhält die Keramik zusätzliche Stabilität.

Quarz, als zweiter wichtiger Bestandteil der Keramik beeinflusst je nach Menge am Gesamtgemisch ihre Festigkeit, Trübung, Wärmedehnung und Temperaturwechselbeständigkeit [15, 59]. Weiterhin verringert er durch eine Volumenvermehrung beim Schmelzvorgang als sog. Magerungsmittel die Schwindung der Keramik, welche durch die nasse Sinterung beim Brennvorgang verursacht wird [88].

Es werden weitere Bestandteile hinzugegeben, um die mechanisch-chemischen Eigenschaften zu modifizieren. Zur Festigkeitssteigerung werden z.B. Aluminiumoxid, Zirkoniumoxid, Siliziumdioxid sowie auch Leuzit und Glimmer zugesetzt. Durch Flussmittelzusätze wie Kaliumkarbonat, Natriumkarbonat oder Borax erreicht man eine Erniedrigung der Schmelztemperatur. Weitere Zusätze sind z.B. brennfeste Metalloxide, die zur Einstellung der Farbe dienen [59, 72].

Verarbeitet wird die Feldspatkeramik zumeist in der Verblendtechnik, wo sie in Vakuumöfen entweder auf ein Metallgerüst oder ein Gerüst aus hochfester Keramik, z.B. Y-TZP-Keramik (siehe Kap. 2.1.4.2.) gebrannt wird.

2.1.2.2. Glaskeramik

Glaskeramiken finden vor allem Verwendung in Bereichen, wo besonders hohe ästhetische Ansprüche bestehen. Ihr Indikationsgebiet beschränkt sich bisher aufgrund der im Vergleich zu Oxidkeramiken schlechteren Festigkeitseigenschaften auf Inlays, Onlays, Veneers und Einzelkronen [24, 62, 102].

Sie werden entweder im Gieß- oder Pressverfahren verarbeitet. Zu den bekanntesten Vertretern der gießbaren Glaskeramiken zählen Dicor (Dentsply International und Corning Glas Works) und Cerapearl (Kyocera Bioceram, San Diegeo, USA). Beide sind ausführlich werkstoffkundlich und biophysikalisch untersucht worden. Sie sind heute allerdings von vernachlässigbarer klinischer Relevanz [30, 39, 73, 103].
Eine leuzitverstärkte, pressbare Glaskeramik wurde in der Zahnmedizin erstmals in dem von WOHLWEND in Zürich entwickelten und seit 1991 von der Firma Ivoclar-Vivadent (Schaan, Liechtenstein) vermarkteten IPS-Empress-System angewandt [6, 118, 119]. Sie stellt das Optimum an leuzitverstärkter Keramik dar und besitzt eine Biegefestigkeit von 110 - 120 MPa [42].
Die Keramikrestaurationen werden ähnlich der Glasgusstechnik bzw. der Metallgusstechnik im Lost-Wax-Verfahren hergestellt. Allerdings werden sie nicht gegossen, sondern in einem speziellen Pressofen bei 1100°C einem Heißpressvorgang unterzogen. Die gepresste Krone wird anschließend durch Auftragen von Malfarbe charakterisiert [103]. Zwischenzeitlich vermarktet die Firma Ivoclar-Vivadent das System unter dem Namen IPS-Empress Esthetic.

Eine weiterentwickelte Presskeramik stellte das IPS-Empress-2-System dar (Ivoclar Vivadent AG, Schaan, Liechtenstein). Die kristalline Phase bestand hier hauptsächlich aus länglichen Lithiumdisilikat- und Lithiumorthophosphat-Kristallen und betrug nach dem Pressen 60 Vol-%
gegenüber einem Kristallanteil von 30 - 40 Vol-% bei leuzitverstärkter Glaskeramik. Durch eine dichte, netzwerkartige Formation der Einzelkristalle in der Glasmatrix konnte eine Biegefestigkeit von 350-400 MPa erreicht werden, allerdings durch eine materialbedingte,

deutliche Transluzenzabnahme auf Kosten der Ästhetik. Restaurationen aus Lithiumdisilikatkeramik werden deshalb im ästhetisch sichtbaren Bereich mit einer Feldspatkeramik verblendet [62, 89, 97]. Die höhere Biegefestigkeit ermöglicht die Erweiterung des Indikationsgebietes auf eingliedrige Front- und Seitenzahnbrücken bis zum zweiten Prämolaren [99, 121].

Die im Jahre 2005 auf dem Markt gebrachte Keramik e.max.Press (Ivoclar Vivadent AG, Schaan, Liechtenstein) stellt eine Weiterentwicklung der Empress-2-Keramik dar. Durch eine verbesserte Homogenität des Gefüges, welche durch kleinere Lithiumdisilikatkristalle in der Glasmatrix erreicht wird, verspricht der Hersteller eine konstante Biegefestigkeit von 400 MPa [43].

2.1.3. Glasinfiltrierte Keramiken

Bei diesem Verfahren wird zunächst ein poröses und nicht dichtgesintertes Al_2O_3-Gerüst hergestellt, welches anschließend mit Lanthanglas infiltriert wird. Im Ergebnis ein hochfestes, opakes Gerüst mit einer Biegefestigkeit von 500 MPa, das anschließend mit Feldspatkeramik verblendet wird [40, 84].

Dieses Hartkernsystem wurde 1989 unter dem Handelsnamen In-Ceram (Vita Zahnfabrik, Bad Säckingen, Deutschland) eingeführt. Das System hat sich klinisch sowohl für konventionell zementierte, als auch für adhäsiv befestigte Einzelkronen im Front- und Seitenzahnbereich bewährt. Die Eingliederung kleinerer Frontzahnbrücken kann ebenfalls empfohlen werden [7, 54, 83, 110]. Klinische Studien konnten zeigen, dass eine Erweiterung des Indikationsgebietes, insbesondere auf Brücken im Seitenzahngebiet, frühzeitig zu Misserfolgen führte [50, 98].
Durch Beimischung von Magnesiumoxid (In-Ceram-Classic Spinell) erhöht sich die Lichtdurchlässigkeit der im Vergleich zu Glaskeramik opaken Oxidkeramik. Die geringere Biegefestigkeit von 400 MPa beschränkt die Indikation auf das Frontzahngebiet [40, 84].
Eine weitere Modifikation des In-Ceram-Systems stellt In-Ceram-Classic Zirconia mit einem Zirkoniumdioxidanteil von 33% dar. Durch den Zirkoniumdioxidanteil (siehe Kap. 2.1.4.2.) konnte eine deutliche Festigkeitssteigerung auf 600 MPa und Erhöhung der Risszähigkeit erreicht werden [110]. Dies scheint den Einsatz kleinerer dreigliedriger Brücken und Implantatrestaurationen auch im Seitenzahnbereich zu rechtfertigen [32, 44, 47, 109].

2.1.4. Polykristalline Keramiken

Polykristalline Keramiken sind Hochleistungskeramiken, die nur aus den jeweiligen Oxiden aufgebaut sind. Im Gegensatz zu den Silikatkeramiken und den glasinfiltrierten Keramiken weisen sie keinen Anteil an amorpher Glasphase auf. Wegen ihrer hohen Opazität müssen diese zur individuellen Charakterisierung mit herkömmlichen keramischen Massen verblendet werden [62, 84, 108].
Für den Einsatz in der Zahnmedizin bieten sich zurzeit Aluminiumoxid und Zirkoniumdioxid als Hartkerngerüstmaterialien an. Sie sind durch ihre gelblich-weiße Farbe für die zahnmedizinisch-klinische Anwendung geeignet [108].

2.1.4.1. Aluminiumoxid

Industriegefertigte Hochleistungskeramiken aus Aluminiumoxid werden in der Zahnmedizin entweder mit CAD/CAM-Systemen (CAD: **C**omputer **A**ided **D**esign; CAM: **C**omputer **A**ided **M**anufacturing) oder wie beim Celay-System im Kopierschleifverfahren bearbeitet. Da das Beschleifen der Rohlingsblöcke aufgrund der Sprödigkeit des Materials erschwert ist, entwickelte der Schwede Matts Andersson in den 80er Jahren ein System, bei dem hochreines Aluminiumoxidpulver durch kalt-isostatisches Pressen auf ein vergrößertes Stumpfmodell verdichtet wird. Der entstandene Grünling wird CNC-gesteuert nachbearbeitet und anschließend dichtgesintert. Das in der industriellen Produktionsstelle so entstandene Gerüst besteht zu 99,5% aus reinem Aluminiumoxid und hat eine Biegefestigkeit von 601 MPa. Zur individuellen Gestaltung wird es an das Auftragslabor zurückgesandt.
Dieses Verfahren wird seit 1993 von der Firma Nobel Biocare in Schweden unter dem Namen Procera Allceram vermarktet. Es erlaubt die Herstellung von Einzelkronen und dreigliedrigen Brücken für den Front- und Seitenzahnbereich [2, 64, 93], wobei Brücken inzwischen nicht mehr aus Aluminiumoxid hergestellt werden.
Eine weitere Möglichkeit zur Bearbeitung polykristalliner Aluminiumoxidkeramik ist die Verarbeitung im vorgesinterten Zustand. Unter dem Namen In-Ceram 2000 Al Cubes, bietet die Firma Vita seit 2005 vorgesinterte Blöcke aus reinem Aluminiumoxid für die CAD/CAM-Technologie an. In diesem leicht bearbeitbaren Zustand werden aus ihnen in einem CAD-Gerät, Cerec-inLab (Sirona, Bensheim Deutschland), vergrößerte Brücken- und Kronengerüste geschliffen. Erst nach dem Fräsen wird das Schleifprodukt in einem

speziellen Ofen (Vita ZYrcomat) dichtgesintert. Dabei kommt es zu einer Sinterschrumpfung von ca. 20%. Die genaue Schrumpfquote ist in Form eines Strichcodes auf jedem Al-Cube festgehalten und wird vor dem Schleifprozess vom Scanner in der Schleifkammer eingelesen. Das Gerüst wird anschließend um genau diese Quote vergrößert ausgeschliffen und in der anschließenden Sinterschrumpfung wieder kompensiert. Die exakte Berechnung der Schrumpfung führt zu sehr guten Passgenauigkeiten. Die Verblendung des Gerüstes kann dann anschließend mit bisherigen, konventionellen Verblendkeramiken erfolgen [84].

Im Vergleich zu Zirkoniumdioxid hat Aluminiumdioxidkeramik eine bessere Transluzenz. Daher eignet sich dieser Werkstoff insbesondere für die Realisierung von Restaurationen im ästhetisch anspruchsvollen Bereich.

2.1.4.2. Zirkoniumdioxid

Zirkon ist als Edelstein seit uralten Zeiten bekannt. Erste Berichte über die Verwendung von Zirkondioxidkeramik in der Medizin von HELLMER und DRISKELL gehen auf das Jahr 1969 zurück [36]. Dieser Werkstoff stellt aufgrund seiner hervorragenden Eigenschaften in der Medizin ein attraktives Implantatmaterial dar [17] und wird in der Orthopädie weltweit sowohl für den totalen Hüftgelenkersatz, als auch bei Kniegelenkprothesen genutzt [16, 90].

In der Zahnmedizin wird Zirkoniumdioxid für Wurzelstifte, Kronen- und Brückenersatz, aber auch in Form kieferorthopädischer Brackets eingesetzt. In der Implantatprothetik findet es sowohl als Abuttment wie auch als Implantat selbst Verwendung. Aufgrund der sehr guten physikalischen Eigenschaften sowie der ausgezeichneten Biokompatibilität des Werkstoffes, werden heute konventionelle Werkstoffe immer häufiger durch Zirkoniumdioxid ersetzt. Y-TZP übertrifft mit einer Biegefestigkeit von mehr als 900 MPa alle anderen vollkeramischen Systeme [65, 69, 127].

Zirkoniumdioxid wird aus Rohstoffen wie Baddeleyit auf der Basis von ZrO_2 (96% bis 99% ZrO_2-Gehalt) oder aus reinem Zirkon auf der Basis von Zirkonsilikat $ZrSiO_4$ (Sandform) gewonnen. Die reine ZrO_2-Herstellung erfolgt durch Auflösung von Baddeleyit oder Zirkon bei der Reaktion mit Natriumhydroxid. ZrO_2-Werkstoffe werden meist aus Zirkonsand synthetisch gewonnen [94].

Die Polymorphie des Zirkoniumdioxids begründet seine besonderen und zugleich problematischen Materialeigenschaften. Es kann in drei von der Temperatur abhängigen Phasen vorliegen: Die in der Natur unter Raumtemperatur vorkommende monokline Phase mit einer Dichte von 5,6 g/cm³, welche im Bereich von 980°C - 1170°C unter einer starken Volumenabnahme von 3 bis 5% in die tetragonale Hochtemperaturform mit einer Dichte von 6,1 g/cm³ übergeht. Ab einer Temperatur von 2370°C geht die tetragonale in die dritte, kubische Modifikation mit einer Dichte von 6,3 g/cm³ über (siehe Abb. 1). Der Schmelzpunkt von reinem ZrO_2 liegt bei 2680°C. Da beide Phasenumwandlungen reversibel sind, kommt es während der Abkühlung wiederum zu einer 3-5%igen Zunahme des Volumens, welche in der Differenz der Dichten begründet ist [75]. Aufgrund dieser maternisitischen Modifikationsumwandlung kommt es in reinem ZrO_2 leicht zu einer spontanen Bildung von Rissen und Sprüngen. Daher ist reines ZrO_2 nicht für die Herstellung rissfreier und dichter Keramikkonstruktionen geeignet [75, 96].

Durch den Einbau von stabilisierenden Oxiden kann die schädliche Volumenausdehnung bei der Phasentransformation unterdrückt werden, so dass auch bei Raumtemperatur die beiden Hochtemperaturphasen vorliegen können. Als Stabilisatoren werden v.a. CaO, MgO, Y_2O_3 und CeO_2 eingesetzt [106].
Bei einem Y_2O_3-Gehalt von über 8 Mol-%, erhält man kubisch vollstabilisiertes ZrO_2 (FSZ = **F**ully **S**tabilized **Z**irconia). Teilstabilisiertes Zirkoniumdioxid (PSZ = **P**artially **S**tabilized **Z**irconia) erhält man durch Zugabe von ca. 5 Mol-% Y_2O_3. Dadurch können sich bei der Abkühlung auch tetragonale Kristallkeime bilden. Sie stellen in der kubischen Matrix Druckspannungszentren dar, in denen Rissenergie absorbiert werden kann.

Findet hingegen eine Y_2O_3-Zugabe von nur 3 Mol-% (etwa 5 Gewichts-%) statt, wird nur die tetragonale Phase ohne kubische Phase stabilisiert und es entsteht ein sogenannter teilstabilisierter tetragonaler Zirkoniumdioxid-Polykristall (Y-TZP = **Y**ttria-stabilized **T**etragonal **Z**irconia **P**olycristal) [101]. Dieser bildet auch die Grundsubstanz für die in dieser Studie verwendeten Keramikscheiben (siehe Kap. 3.1.1.).

Die hohe Risszähigkeit des Y-TZP übertrifft die des vollstabilisierten deutlich. Als Ursache für die hervorragenden mechanischen Eigenschaften des Y-TZP wird ein maternistisches Phänomen angesehen, das als Umwandlungsverstärkung bekannt ist. Unter Spannung, wie sie z.B. unter mechanischer Belastung an der Spitze eines Risses entsteht, wandelt sich das tetragonale Gefüge spontan in die monokline Konfiguration um. Durch die damit verbundene Volumenausdehnung von 3 bis 4% entsteht an der Rissspitze eine lokale Druckspannung, die dort der von außen wirkenden Belastung entgegenwirkt und eine Ausbreitung des ankommenden Risses wirksam verhindert [18, 101, 106]. Zug- und Scherspannungen als weitere auf Keramikrestaurationen wirkende Kräfte öffnen dagegen die Rissflanken und vertiefen den Riss weiter [68, 69].

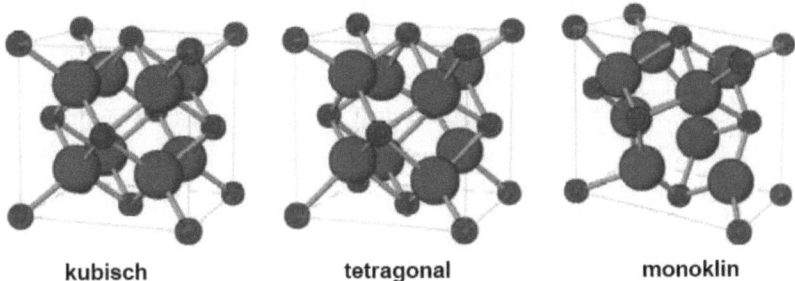

kubisch tetragonal monoklin

Abbildung 1: *Kubische, Tetragonale und Monokline Kristallstruktur des Y-TZP (nach [34])*

Winzige Fehler im Gefüge können somit zum Ausgangspunkt für Mikrorisse werden, welche sich unter Dauerbelastung bis zu einer kritischen Größe langsam ausbreiten können. Durch diese Risswachstumsphänomene (unterkritisches Risswachstum) wird die Dauerfestigkeit und somit die Haltbarkeit der Keramik limitiert. Es ist allerdings praktisch nahezu unmöglich fehlerfreie Keramikgefüge herzustellen und so sind immer kleine Risse, Poren oder Defekte vorhanden, welche die Gefahr bergen auch unter geringer Zug- oder Biegespannung weiterzuwachsen. Im Rahmen des Herstellungsprozesses induzierte Mikrodefekte, beispielsweise beim Ausarbeiten der Gerüste mit rotierenden Instrumenten, können somit zum Versagen von Zirkoniumdioxid-Restaurationen führen [28, 66, 69, 70]. Aber auch durch das Korundstrahlen können Mikrodefekte erzeugt werden, welche die Rissausbreitung begünstigen und damit die Haltbarkeit der Keramik minimieren [33, 57, 113, 130, 131].

Aufgrund seiner physikalischen Eigenschaften ist die Bearbeitung der Zirkoniumdioxidkeramik im Dentallabor schwierig. Für die Bearbeitung wurden verschiedene CAD/CAM-Verfahren entwickelt. Im Wesentlichen lassen sich die Systeme beim Produktionsprozess in Abhängigkeit des verwendeten Rohmaterials unterscheiden. Bei der Weißbearbeitung werden bereits vorab vollständig dichtgesinterte Rohlinge verwendet (DCS-Precident, Digident, Pro50), wohingegen die Grünlingsbearbeitung mit vorgesinterten Grünlingen, die abschließend nochmals dichtgesintert werden (Cerec, Cicero, Everest, Lava, Procera, Cercon smart ceramics), durchgeführt wird. Exemplarisch sei an dieser Stelle das Cercon-System (Degudent, Hanau) beschrieben, dessen Endprodukt Gegenstand dieser Studie ist.

Das Cercon-System ist seit Oktober 2001 in Deutschland verfügbar und baut auf einer Entwicklung der Eidgenössischen Technischen Hochschule (ETH) Zürich in Zusammenarbeit mit der Zahnklinik der Universität Zürich auf. Das Vorläufermodell, das DCM (**D**irect **C**eramic **M**achining), wurde nach der Übernahme von Degussa durch die Firma DeguDent in Cercon umbenannt. Bei diesem System handelte es sich ursprünglich um ein reines CAM-Verfahren. Hierbei wurde ein in Wachs modelliertes Kronenkäppchen oder ein Brückengerüst mit einem Laser optisch abgetastet und eingelesen. Anschließend wurde das Gerüst, um der Volumenschrumpfung beim Sinterprozess entgegenzuwirken, um ca. 30% vergrößert aus einem vorgesinterten Y-TZP-Rohling gefräst und schließlich bei einer Endtemperatur von 1350°C über sechs Stunden dicht gesintert. Seit 2004 besteht mit dem Cercon-System auch die Möglichkeit die Gerüste über eine Software (Cercon Art) am Bildschirm zu designen. Es handelt sich somit nicht länger um ein reines CAM-System [111]. Der Fräs- und Sintervorgang erfolgt ähnlich dem ursprünglichem Verfahren in den Gerätekomponenten Cercon brain und Cercon heat. Um die spätere Passgenauigkeit gewährleisten zu können, wird bei der industriellen Herstellung der Cercon Rohlinge ihr Schrumpfungsverhalten sehr genau berechnet. Daher resultiert bei Kronengerüsten ein gleichmäßiger Zementspalt von ca. 50 µm [5]. Im Vergleich zur Bearbeitung im dichtgesinterten Zustand kann bei diesem Verfahren die Bearbeitungszeit erheblich verkürzt und der Werkzeugverschleiß reduziert werden [91].

Das System wurde im April 2006 zudem um ein externes Scan Modul (Cercon eye) erweitert, mit dem sowohl Einzelstümpfe als auch komplette Arbeitsmodelle gescannt werden können. Der Laservorgang erfolgt durch Laserprojektion in Verbindung mit zwei stereoskopisch angeordneten Kameras. Dadurch ist die virtuelle Fertigung von Einzelkronengerüsten und bis zu 6-gliedrigen Endpfeilerbrücken, sowie auch Extensionsbrücken möglich.

Als Ergänzung zur klassischen dezentralen Fertigung der Gerüste im Labor bietet die Herstellerfirma seit 2007 die Möglichkeit einer zentralen, industriellen Fertigung. Dabei erfolgt die Datenerfassung und virtuelle Konstruktion im Labor (Cercon eye, Cercon art). Die frästechnische Umsetzung findet dagegen nach Übermittlung der Daten in der zentralen Fräseinheit Compartis der Firma Degudent statt. Das Cercon-System hat sich somit vom reinen CAM-System zu einem vollwertigen CAD/CAM-System mit multiplen Fertigungsstrategien entwickelt [111].

Nach den Freigaben des Herstellers beinhaltet das Indikationsgebiet Einzelkronen, dreigliedrige und viergliedrige Brücken im Front- und Seitenzahnbereich bis zu einer maximalen anatomischen Länge von 47 mm, bei zwei Zwischengliedern zwischen den Pfeilerzähnen, sowie Inlaybrücken. Die Herstellung von Adhäsiv- und Extensionsbrücken ist mit dem Cercon-System technisch zwar möglich, aber noch nicht ausreichend klinisch erprobt. Aufgrund der noch laufenden klinischen Untersuchungen ist die Anfertigung von Adhäsivbrücken und Extensionsbrücken daher noch nicht freigegeben [19].

Voraussichtlich ab 2009 soll über die zentrale Netzwerkfertigung Compartis auch die Fertigung von Implantatsuprastrukturen möglich sein.

2.2. Der adhäsive Verbund des Befestigungskomposits zur Keramik

Ein adhäsiver Verbund zwischen einem Befestigungsmaterial und einer Keramik erfordert, um eine optimale Haftung zu erreichen, eine Vorbehandlung der entsprechenden Klebefläche [77]. Dabei werden sowohl ein mikromechanischer wie auch ein chemischer Verbund der Keramik zum Befestigungskomposit angestrebt.
Bei traditionellen Silikatkeramiken kann mittels Säureätzen (z.B. Flusssäuregele), bei dem Siliziumdioxidkristalle aus der Keramik herausgelöst werden, ein optimales mikroretentives Muster erreicht werden, in die das Befestigungskomposit einfließen kann. Eine ausreichende chemische Haftung zum Befestigungskomposit wird durch anschließendes Auftragen eines Haftsilans gewährt [3, 4, 20, 58, 77, 100]. Silane haben einen bifunktionellen Aufbau, durch den sie über Wasserstoffbrücken-Bindungen einerseits mit den OH-Gruppen der Keramiken reagieren und andererseits mit der Kompositmatrix kopolymerisieren können. Dieser Verbund ist in zahlreichen Studien untersucht und hinreichend dokumentiert worden [8-11, 35, 58, 96].
Kompositkleber sind in ihrer Zusammensetzung den restaurativen Kompositen sehr ähnlich, bei denen anorganische Füllkörper in eine organische Matrix (Bis-GMA, TEGDMA oder UDMA) eingebettet sind. Um Kompositkleber zu klassifizieren gibt es mehrere Möglichkeiten. Eine verbreitete Einteilung ist nach der Art der Polymerisation, in licht-, dual- oder selbsthärtende Materialien [61].
Hochfeste Aluminiumoxid- oder Zirkoniumdioxidkeramiken können nicht durch Flusssäure angeätzt werden, da diese keine Siliziumoxidphase enthalten [104]. Zur Erzielung eines mikroretentiven Musters wird die Keramik üblicherweise mit Al_2O_3 abgestrahlt. In verschiedenen Studien wurde für Zirkoniumdioxidkeramik ein Strahldruck von 2,5 bar verwendet [12, 13, 55, 76, 77, 114-116, 120, 125, 126]. Das Korundstrahlen der Restaurationen ist in jüngster Zeit allerdings in die Kritik geraten. Es steht im Verdacht auf der einen Seite Oberflächendefekte zu erzeugen, welche dann zum Ausgangspunkt für Mikrorisse werden, auf der anderen Seite bereits vorhandene Mikrorisse am Voranschreiten zu fördern. Durch diese negativen Effekte kann das Korrundstrahlen die mechanischen Eigenschaften der Keramik beeinträchtigen und dessen Haltbarkeit minimieren [33, 57, 113, 130, 131].

Ein weiteres Problem stellt auch der chemische Verbund dar, da Silan nicht zu anderen Oxiden als Silikat bindet. Eine Silanisierung ist erst nach vorheriger Silikatisierung, wie sie bei metallischen Werkstoffen üblich ist, sinnvoll. Ein Beispiel hierfür ist das Rocatec-

Verfahren (3M Espe, Seefeld, D). Hierbei handelt es sich um ein tribochemisches Verfahren, bei dem siliziumbeschichtete Partikel mit hoher Energie auf die Oberfläche geschossen werden. Durch die kinetische Energie wird eine chemisch aktive, silikatisierte Oberfläche erzielt. Der chemische Verbund wird anschließend durch Silanisierung gewährleistet [27, 74]. Die Eignung der Silikatisierung für Zirkoniumdioxid ist allerdings umstritten und wird in der Literatur kontrovers diskutiert [55, 71, 105, 115, 116].

Durch den Einsatz spezieller Phosphatmonomere kann ein stabiler Haftverbund zu korundgestrahlter Zirkoniumdioxidkeramik erzielt werden [55, 115, 116]. Je nach Befestigungssystem können diese entweder im Kleber selbst eingearbeitet sein oder in einem Primer, welcher dann vor der Kleberapplikation auf die Restauration aufgetragen werden muss. Insbesondere Systeme, die das Adhäsivmonomer 10-Methacryloyloxydecyl-Dihydrogenphosphat (MDP) enthalten, wie Panavia 21, Panavia F und Alloy Primer (Kuraray, Osaka, Japan), bewiesen in Langzeitstudien einen guten Verbund zu korundgestrahlter Zirkonoxidkeramik [10, 55, 56, 78, 115, 116, 128]. Gemäß Herstellerangaben enthalten RelyX Unicem (3M Espe) und Metal/Zirconia Primer (Ivoclar Vivadent, Schaan, Liechtenstein) ähnliche Phosphatmonomere. Die Firma Kuraray bietet unter dem Namen Clearfil Ceramic Primer seit 2007 einen neuartigen Universalprimer an, der erstmalig sowohl zur Konditionierung von Silikatkeramik als auch für Oxidkeramik geeignet sein soll. In seiner Zusammensetzung enthält er neben dem Phosphatmonomer MDP zusätzlich einen Silanhaftvermittler, 3-Methacryloxypropyl-Trimethoxysilan (MPS).

2.3. Problemstellung

Wie die Literaturübersicht gezeigt hat, ist das Korundstrahlen von Zirkoniumdioxidkeramik bei hohem Druck umstritten. Die Frage, inwieweit ein durch die meisten Autoren empfohlener Strahldruck von 2,5 bar Mikrorisse, welche langfristig zum Versagen einer Y-TZP-Restauration führen können, fördert oder gar erzeugt, ist noch nicht hinreichend geklärt. Um die negativen Effekte des Korrundstrahlens auf die Keramikoberfläche zu reduzieren, sollte ein geringerer Strahldruck angestrebt werden.

Es stellt sich die Problematik inwieweit eine Reduzierung des Strahldrucks einen Einfluss auf die Verbundfestigkeit des Befestigungskomposites zur Keramikoberfläche hat. Um den möglichen Einfluss verschiedener Strahldrücke auf die Verbundfestigkeit zu ermitteln, sollten in dieser Studie unterschiedliche Strahldrücke bei sonst gleichen Parametern miteinander verglichen werden.

Gleichzeitig haben sich neuartige Primer zur Konditionierung korundgestrahlter Zirkoniumdioxidkeramik etabliert. Insbesondere der Konditionierungsflüssigkeit Alloy Primer konnte, obwohl vom Hersteller nur für die Konditionierung von Metall empfohlen, eine langfristige hydrolysestabile Verbindung zu korundgestrahlter Zirkoniumdioxidkeramik nachgewiesen werden [78, 128]. Um einen möglichen Einfluss verschiedener Primer auf die Verbundfestigkeit zu ermitteln, sollten in dieser Studie unterschiedliche Primer bei sonst gleichen Parametern miteinander verglichen werden.

Auch haben sich neben konventionellen Bis-GMA Klebern neuere Generationen sogenannter selbstadhäsiver Befestigungskomposite etabliert und bewährt [56, 82, 115]. Um mögliche Unterschiede zwischen der Klebung mit einem selbstadhäsiven Befestigungskomposit und der Klebung mittels konventionellem Bis-GMA Komposit in Verbindung mit einem Primer zu ermitteln, sollten in dieser Studie unterschiedliche Kleber bei sonst gleichen Parametern miteinander verglichen werden.

Um Rückschlüsse sowohl auf die initiale Festigkeit als auch auf die Langzeitbewährung einer Klebeverbindung ziehen zu können, sollten in dieser Studie unterschiedliche Lagerungsbedingungen bei sonst gleichen Parametern miteinander verglichen werden. Die thermischen und feuchtigkeitsbedingten Belastungen während der Tragezeit in der Mundhöhle sollten dabei durch ein entsprechendes Verfahren (Thermocycling) simuliert werden.

Zusammenfassend war es das Ziel der vorliegenden Arbeit, vergleichend den Einfluss unterschiedlicher Kompositkleber, sowie unterschiedlicher Lagerungsbedingungen und Lagerungszeiten auf die Verbundfestigkeit des Zirkoniumdioxid-Komposit-Verbundes nach

Anwendung kommerzieller und experimenteller Oberflächenkonditionierungsverfahren zu untersuchen. Es sollte die Frage geklärt werden, ob unter maximaler Schonung der Keramik ein guter, langzeitbeständiger adhäsiver Verbund geschaffen werden kann. Zusätzlich sollte geklärt werden, ob unter Verwendung adhäsiver, funktioneller Phosphatmonomere gänzlich auf das Korundstrahlen verzichtet werden könnte.

3. Material und Methoden

3.1 Material

3.1.1. Die Keramikprüfkörper

In dieser Studie wurden 384 industriell gefertigte, scheibenförmige teilstabilisierte Zirkoniumdioxidkeramik-Probekörper (Cercon, DeguDent, Hanau, Deutschland) mit einer Höhe von 3,4 mm und einem Innendurchmesser von 7 mm verwendet.
Die Zusammensetzung und physikalischen Eigenschaften von Cercon sind im Folgenden aufgeführt (alle Angaben sind Herstellerangaben):

Materialbestandteile:
Zirkoniumdioxid (ZrO_2)   93 Gewichts %
Yttriumoxid (Y_2O_3)   5 Gewichts %
Hafniumoxid   < 2 Gewichts %
Aluminiumoxid und Siliziumdioxid < 1 Gewichts %

Physikalische Eigenschaften
Biegefestigkeit   ca. 900 MPa
Elastizitätsmodul   ca. 210.000 MPa
Wärmeausdehnungskoeffizient   ca. 10,5 x10^{-6} K^{-1}.
Bruchzähigkeit   ca. 10 MPa × $m^{1/2}$

3.1.2. Herstellung der Acrylglastuben

Mit Hilfe einer CNC-Fräsmaschine wurden 384 Acrylglastuben mit einem Innendurchmesser von 2,3 mm und einer Gesamtlänge von 15 mm hergestellt. Die Klebefläche betrug standardisiert 8,04 mm^2. Um die Tuben axial verkleben und später auf Zug belasten zu können, wurde sichergestellt, dass beide Tubenenden in einem Winkel von 90° parallel zur Tubenlängsachse abschlossen. Da im Rahmen der Verklebung das Befüllen der Tuben mit einem dualhärtenden Kompositmaterial geplant war, wurden diese, um eine gerichtete Abbindekontraktion zu gewährleisten, im Vorfeld mit zwei Retentionen versehen. Diese wurden an der Innenseite, ca. 3 mm von der Tubenbasis aus mit einem 2 mm im Durchmesser messenden Rosenbohrer in Form von zwei sich gegenüberliegenden Mulden angelegt [58]. Die genauen Maße können Abb. 2 entnommen werden.

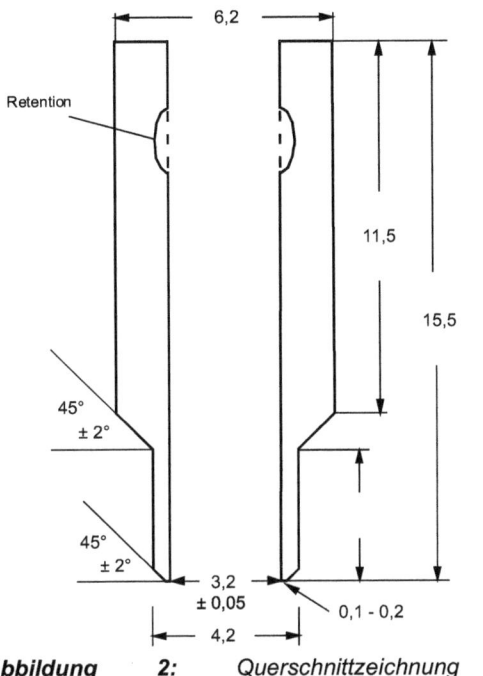

Abbildung 2: Querschnittzeichnung eines Acrylglastubus. Bis auf die Winkelmaße alle Angaben in mm.

3.1.3. Das verwendete Füllmaterial

Zum Füllen der Acrylglastuben wurde ein dualhärtendes Kompositmaterial für Stumpfaufbauten verwendet. MultiCore Flow (Ivoclar Vivadent, Schaan, Liechtenstein) wird als selbstmischendes Paste-Paste-System in Kartuschen für eine Applikationspistole angeboten. Es härtet chemisch aus, eine zusätzliche Lichthärtung ist optional. Das Mischungsverhältnis Basis/Katalysatorpaste beträgt 1:1. Die Zusammensetzung und physikalischen Eigenschaften von MultiCore Flow sind im Folgenden aufgeführt (alle Angaben sind Herstellerangaben):

Qualitative Zusammensetzung der Basis- und Katalysatorpaste:
Dimethacrylate; Bariumglasfüller; Ytterbiumtrifluorid; Siliziumdioxidfüller
Katalysatoren und Stabilisatoren; Pigmente

Physikalische Eigenschaften:

Biegefestigkeit	135 ± 10 MPa
Druckfestigkeit	235 ± 20 MPa
Polymerisationsschrumpfung	ca. 4%
Wärmeausdehnungskoeffizient	ca. 50-60 $*10^{-6}*K^{-1}$
Wasseraufnahme 7 Tage	25 µg/mm^3

3.1.4. Die verwendeten Befestigungskomposite

Es wurden zur Verklebung zwei in ihrer Zusammensetzung und Anwendungsweise unterschiedliche Kleber verwendet: Der durch spezifische reaktive Gruppen modifizierte Kleber RelyX Unicem (3M Espe, Seefeld, D) sowie der in seiner Zusammensetzung kein spezielles adhäsives Monomer aufweisende Kleber Multilink Automix (Ivoclar Vivadent AG, Schaan, Liechtenstein).

3.1.4.1 Multilink Automix

Multilink Automix ist ein niedrigvisköses, röntgenopakes, dual härtendes Befestigungskomposit auf Paste-Paste Basis. Es wird in einer selbstmischenden Applikationsspritze geliefert, welche die Basis- und Katalysatorpaste enthält. Es ist in drei verschiedenen Pigmentierungen (gelb, transparent und opak) erhältlich. Das Mischungsverhältnis Basis/Katalysatorpaste beträgt 1:1. Die Zusammensetzung und physikalischen Eigenschaften von Multilink Automix sind im Folgenden aufgeführt (alle Angaben sind Herstellerangaben):

Qualitative Zusammensatzung der Basis- und Katalysatorpaste:

Dimethacrylate; HEMA; Bariumglasfüller; Ytterbiumtrifluorid; Siliziumdioxidfüller; Katalysatoren und Stabilisatoren; Pigmente

Physikalische Eigenschaften:

Biegefestigkeit	110 ± 10 MPa
Druckfestigkeit	240 ± 20 MPa
Polymerisationsschrumpfung	ca. 4%
Wärmeausdehnungskoeffizient	ca. 50-60 $*10^{-6}*K^{-1}$
Wasseraufnahme 7 Tage	< 25 µg/mm³

Der Hersteller empfiehlt die Verwendung von Multilink Automix sowohl für die Verklebung von Metallrestaurationen (Nichtedelmetall und Edelmetall) als auch für Arbeiten aus Vollkeramik oder Komposit. Dabei unterscheiden sich lediglich die Arbeitsschritte der Konditionierung der verschiedenen Substrate.

3.1.4.2. RelyX Unicem

Bei RelyX Unicem handelt es sich um ein sogenanntes selbstadhäsives, dualhärtendes, röntgenopakes Komposit-Befestigungszement. Es wird als Pulver/Flüssigkeit-Kapselsystem in den Pigmentierungen A1, A2, A3, weiss-opak und transluzent angeboten. Das Mischungsverhältnis Pulver/Flüssigkeit beträgt 1:1. Die Zusammensetzung und physikalischen Eigenschaften von RelyX Unicem sind im Folgenden aufgeführt (alle Angaben sind Herstellerangaben):

Qualitative Zusammensetzung:

Pulver	Flüssigkeit
Glaspulver (silanisiert)	Methacrylierter Phosphorsäureester
Initiator	Dimethacrylat
Kieselsäure (silanisiert)	Acetat
Subst. Pyrimidin	Stabilisator
Calciumhydroxid	Initiator
Peroxo-Verbindung	
Pigment	

Physikalische Eigenschaften:

Biegefestigkeit	63 ± 7 MPa
Druckfestigkeit	241 ± 9 MPa
Wasseraufnahme	$25\ \mu g/mm^3$

Die Polymerisationsschrumpfung und der Wärmeausdehnungskoeffizient wurden bisher weder vom Hersteller noch von Dritten ermittelt. Als Indikationen für RelyX Unicem werden vom Hersteller das definitive Befestigen von Arbeiten aus Metall (Nichtedelmetall und Edelmetall), Vollkeramik und Komposit genannt.

3.1.5. Die verwendeten Primer

Drei verschiedene Primer, die ein adhäsives funktionelles Phosphatmonomer enthalten, wurden zur Konditionierung der Oberflächen verwendet.

Metal/Zirconia Primer (Ivoclar Vivadent, Schaan, Liechtenstein), Alloy Primer (Kuraray, Osaka, Japan) sowie der Clearfil Ceramic Primer (Kuraray), der von der Herstellerfirma vor Markteinführung unter dem Code-Namen SCP-100 für die Studie zur Verfügung gestellt wurde.

3.1.5.1. Metal/Zirconia Primer

Metal/Zirconia Primer ist ein Einflaschenkonditionierungsmittel für Metall sowie Vollkeramikrestaurationen. Nach der Applikation soll es 180 sec einwirken und anschließend mit einem Lufbläser trockengeblasen werden.

<u>Qualitative Zusammensatzung:</u>
Lösungsmittel; Phosphonsäureacrylat; Ethoxyliertes Bis-EMA; Initiator; Stabilisator

3.1.5.2. Alloy Primer

Hierbei handelt es sich um ein Mittel zur Konditionierung von Metall. Laut Hersteller optimiert es durch das aktive Phosphatmonomer MDP die Haftfestigkeit von Komposit zu Edelmetall.

<u>Qualitative Zusammensatzung:</u>
Azeton; 10-Methacryloyloxydecyl-Dihydrogenphosphat;
6-(4-Vinylbenzyl-n-Propyl)Amino-1,3,5-Triazin-2,4-Dithion (VBATDT)

3.1.5.3. Clearfil Ceramic Primer

Clearfil Ceramic Primer ist eine Konditionierungsflüssigkeit der Firma Kuraray. Es eignet sich laut Hersteller sowohl für die Oberflächenkonditionierung von Restaurationen aus Silikatkeramik als auch aus Oxidkeramik. Zudem wird es auch für Kompositrestaurationen empfohlen.

<u>Qualitative Zusammensetzung:</u>
Ethanol; 10-Methacryloyloxydecyl-Dihydrogenphosphat;
3-Methacryloxypropyl-Trimethoxysilan

3.1.5.4. LiquidStrip

LiquidStrip (Ivoclar Vivadent) ist ein sauerstoffundurchlässiges Glyceringel, welches während der Härtungsphase des Komposites auf die Restaurationsränder appliziert wird, um die Entstehung einer Sauerstoffinhibitionsschicht und somit ein inkomplettes Durchhärten des Befestigungskomposites zu vermeiden.

3.1.6. Chargennummern der verwendeten Materialien

Eine Übersicht über die LOT-Nummern der einzelnen verwendeten Materialien der verschiedenen Versuchsreihen gibt Tab. 1.

Tabelle 1: Auflistung der in dieser Studie verwendeten Materialien

Handelsname	Hersteller	LOT-Nummer
Multicore Flow	(Ivoclar Vivadent, Schaan, Liechtenstein)	J04829; J00219
Multilink Automix	(Ivoclar Vivadent)	J03852
RelyX Unicem	(3M Espe, Seefeld, Deutschland)	243320
Liquid Strip	(Ivoclar Vivadent)	H34024
Metal/Zirconia Primer	(Ivoclar Vivadent)	J02910
Alloy Primer	(Kuraray, Osaka, Japan)	00221A
Clearfil Ceramic Primer	(Kuraray)	15K

3.2. Methode

3.2.1. Vorbereitung der Keramikprüfkörper

Die Klebeflächen sämtlicher Probekörper wurden mit Siliziumcarbidscheiben (SiC Grinding Paper, Durchmesser 200 mm, Grit P600, Bühler GmbH, Düsseldorf, D) unter Wasserkühlung nach Einspannen in die Parallelometervorrichtung einer Probenschleifmaschine (Metaserv Universal Polischer, Bühler GmbH) bei 100 Umdrehungen pro Minute einheitlich plangeschliffen.
Dadurch konnte von einer standardisiert gleichmäßig ebenen Klebefläche ausgegangen werden.

3.2.2. Korundstrahlung der Klebeflächen

Die Probekörper wurden für die Oberflächenbehandlung gleichmäßig zwei verschiedenen Obergruppen und einer Kontrollgruppe zugeordnet.
Die Klebeflächen der Keramik wurden mit Al_2O_3 der Korngröße 50 μm (Edelkorund weiß 50 μm, 99,8 % Al_2O_3, Pluradent, Offenbach, D) entweder bei einem Strahldruck von 0,5 bar (0,05 MPa) oder 2,5 bar (0,25 MPa) unter einem einheitlichen Abstand von 10 mm jeweils für 30 sec. korundgestrahlt (Punktstrahlgerät P-G 400, Harnisch + Rieth GmbH, Winterbach, D). Bei sämtlichen Probekörpern wurde am Gerät der Wert „6" für den Strahlmittelanteil im Punktstrahl eingestellt. Einer anschließenden Druckluftreinigung mit dem Rocatector delta device (3M Espe) für 20 sec. folgte eine 2-minütige Ultraschallbadreinigung im 96%igem Isopropanol.
Die Oberflächen einer Gruppe wurden nach dem Polieren nicht korundgestrahlt, sondern lediglich für 20 sec mit einem Dampfdruckgerät gereinigt.
Die Korundstrahlung sowie der anschließende Reinigungsvorgang erfolgten unmittelbar vor dem Verkleben der Prüfkörper. Einen Überblick über die genaue Gruppenverteilung gibt das Kap. 3.2.7.

3.2.3. Oberflächenkonditionierung der Klebeflächen

Jede Obergruppe wurde gemäß der verwendeten, in Kap. 3.1.5. vorgestellten Primer, in drei Untergruppen und eine Kontrollgruppe unterteilt:
(k) es wurde kein Primer verwendet, (ML) Metal/Zirconia Primer, (AL) Alloy Primer, (CC) Clearfil Ceramic Primer.

Die verschiedenen Primer wurden jeweils unmittelbar vor dem Verkleben mit einem Einmalbürstchen (Multilink Applicator, Ivoclar Vivadent) auf die Klebefläche dünn aufgetragen und nach einer Einwirkzeit von 180 sec mit leichtem Luftstrom für 10 sec. trockengeblasen.

3.2.4. Füllen der Acrylglastuben mit Komposit

Unmittelbar vor dem Klebevorgang wurden die Arcylglastuben mit einem dualpolymerisierenden Komposit gefüllt. Die Basis mit dem größeren Durchmesser wurde mit einem Klebestreifen verschlossen und der Tubus mit dieser nach unten weisend in einer Haltevorrichtung befestigt. Die Applikationspistole wurde nach Herstellerangaben zusammengebaut und der Tubus von der Basis her mit MultiCore Flow (medium, Ivoclar Vivadent) blasenfrei im Überschuss gefüllt (Abb. 3). Im Bereich des konisch zulaufenden Endes wurde dann der Überschuss mit einem Kunststoffspatel und Schaumstoffpellets entfernt (Abb. **Fehler! Verweisquelle konnte nicht gefunden werden.**). Anschließend wurde eine Aushärtungszeit von 7 Minuten eingehalten. Die im Vorfeld angebrachten Retentionsnoppen ermöglichen eine gerichtete Abbindekontraktion des Komposits in Richtung der Tubusbasis. Diese machte sich in einem Niveauunterschied von ca. 50-100 µm zwischen Tubusrand und Kompositoberfläche bemerkbar [58].

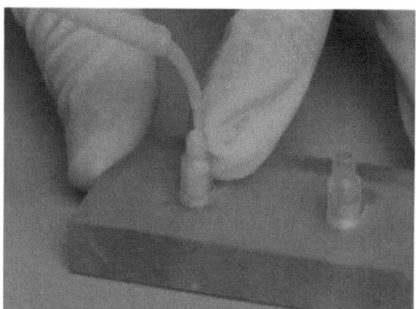 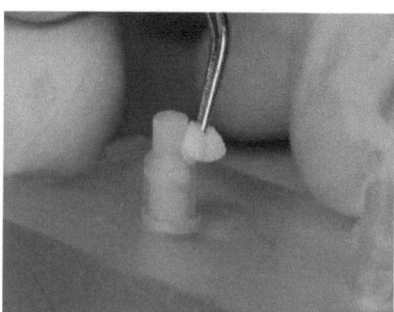

Abbildung 3 & 4: Befüllen eins Acrylglastubus mit MultiCore Flow

3.2.5. Klebevorrichtung

Um vergleichbare Ergebnisse erzielen zu können, musste gewährleistet sein, dass sämtliche Verklebungen axial und mit gleichem Anpressdruck erfolgten.
Daher wurde eine spezielle Klebevorrichtung verwendet [52], die in Abb. 5 dargestellt ist.
Im oberen Teil befindet sich ein Schlitten, dessen Gesamtgewicht 750g beträgt und über zwei Linearführungen mit der Basis der Vorrichtung verbunden ist. Dadurch wird ein definierter Anpressdruck bei der Verklebung sichergestellt. Der Acrylglastubus wird mit dem zylindrischen Ende in eine Aufnahme an der Unterseite des Schlittens eingeführt und dort mit einer Feststellschraube (M2) gesichert. Im Basisbereich befindet sich ein Silikonpad, auf welches der Probekörper mit der Klebeseite nach oben zu liegen kommt. Das Kissen dient dem Ausgleich eventueller Oberflächenungenauigkeiten auf der Rückseite des Prüfkörpers und sichert somit eine gleichmäßige axiale Belastung. Der Schlitten wird auf einer der beiden Linearführungen mit einer Feststellschraube (M4) in Position gehalten. Nach Lösen dieser Schraube kann der Schlitten Richtung Basis abgesenkt werden, wobei sich das konische Ende des Acrylglastubus in einer parallelen Ebene zur Klebefläche der Keramik befindet. Dadurch konnte eine standardisierte, verkantungsfreie Verklebung gewährleistet werden.

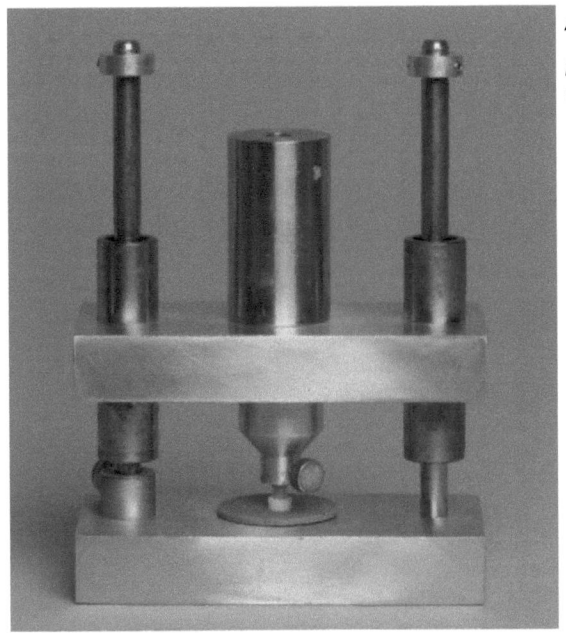

Abbildung 5:

Die in dieser Studie verwendete Klebevorrichtung

3.2.6. Herstellen des Komposit-Keramik-Verbundes zwischen den Prüfkörpern

Die Keramikprüfkörper wurden nach Konditionierung der Oberflächen mit dem jeweiligen Kompositmaterial verklebt.
Das Fügen der Prüfkörper erfolgte bei Raumtemperatur (23 °C ± 2 °C).
Wie bereits in Kap. 3.1.4. erwähnt, wurden in dieser Studie zwei in ihrer Anwendungsweise unterschiedliche Befestigungskompositsysteme verwendet.

3.2.6.1. Verkleben mit Multilink Automix

Nach dem Aufsetzen einer Einmalmischkanüle auf die selbstmischende Applikationsspritze wurde zunächst, um ein homogenes Klebegemisch zu erhalten, ein kleiner Teil des Komposits verworfen. Anschließend wurde der Kleber blasenfrei auf die Kompositfläche des dünneren Endes des zuvor gefüllten und in die Klebevorrichtung montierten Acrylglastubus aufgetragen. Nach Lösen der Sicherungsschraube konnte der Schlitten langsam abgesenkt werden, bis der mit Kleber versehene Tubus plan und zentral auf die Klebefläche des Keramikprüfkörpers zu liegen kam (Abb. 6). Überschüssiger Kleber wurde mittels Schaumstoffpellets abgetragen. Auf die Klebefuge wurde zur Vermeidung einer Sauerstoffinhibitionsschicht ein Glyceringel (LiquidStrip, Ivoclar Vivadent) aufgetragen. Nach einer initialen 3-minütigen Härtung bei Raumtemperatur wurden die Proben von zwei Seiten für jeweils 20 Sekunden mit einer Halogenpolymerisationslampe Demetron Optilux 501 (Kerr Corporation, West Collinins, USA) lichtgehärtet (Abb. 7) und anschließend in einem Lichtofen UniXS (Heraeus Kulzer, Hanau, D) für 180 Sekunden auspolymerisiert.

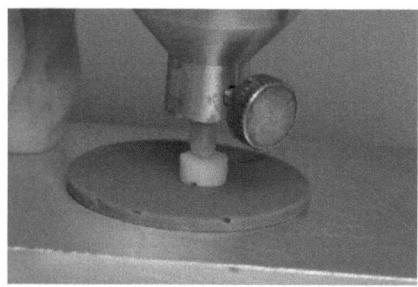
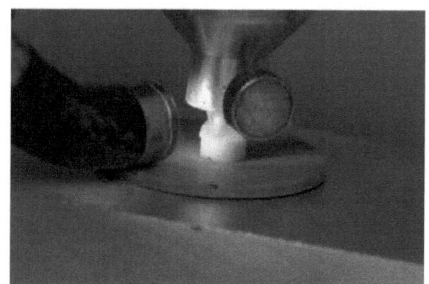

Abbildung 6: Verkleben einer Probe   *Abbildung 7:* Lichthärtung einer Probe

3.2.6.2. Verkleben mit RelyX Unicem

Die RelyX Unicem Aplicap Kapsel wurde zunächst nach Herstellerangaben in eine Aktivierungsapparatur gelegt. Nach langsamem Herunterdrücken des Aktivierungshebels wurde dieser für 2 bis 4 sec. in maximal gedrückter Position gehalten. Dadurch gelangte die Flüssigkeit vollständig aus dem Flüssigkeitskissen zum Pulver in die Mischkammer. Anschließend wurde die so aktivierte Kapsel in ein Hochfrequenzanmischgerät RotoMix Capsule Mixing Unit (3M Espe) eingelegt und der Inhalt für 10 sec. gemischt. Direkt nach dem Mischen wurde die Kapsel gemäß Herstellervorgabe in eine Applikationsspritze gesetzt und der Kleber durch langsames Drücken des Dosierhebels, unter Beachtung der Vermeidung von Lufteinschlüssen, auf die Kompositfläche des dünneren Endes des zuvor gefüllten und in die Klebevorrichtung montierten Acrylglastubus im Überschuss aufgetragen. Das weitere Procedere war mit dem bereits zuvor beim Verkleben mit Multilink Automix beschriebenen Vorgehen identisch.

3.2.7. Zuordnung der Testgruppen

Aus der Kombination unterschiedlicher Strahldrücke, verschiedener Primer sowie zweier Befestigungskomposite ergaben sich 18 Testgruppen und 6 Kontrollgruppen, die wiederum zwei verschiedenen Zeitserien zugeordnet wurden. Die nachfolgenden Tabellen geben einen Überblick über die genaue Probenverteilung mit entsprechendem Gruppencode. Der erste Buchstabe steht für den verwendeten Kleber, die erste Zahlenkombination für den verwendeten Strahldruck, nachfolgend wird der entsprechende Primer beschrieben und zuletzt die Zeitserie.

Tabelle 2: Kontrollgruppen (n=8)

Gruppencodes	Kleber	Druck	Primer	Zeitdauer
M00k003	Multilink Automix	0,0 bar	entfällt	003 Tage
M00k150	Multilink Automix	0,0 bar	entfällt	150 Tage
M05k003	Multilink Automix	0,5 bar	entfällt	003 Tage
M05k150	Multilink Automix	0,5 bar	entfällt	150 Tage
M25k003	Multilink Automix	2,5 bar	entfällt	003 Tage
M25k150	Multilink Automix	2,5 bar	entfällt	150 Tage
R00k003	RelyX Unicem	0,0 bar	entfällt	003 Tage
R00k150	RelyX Unicem	0,0 bar	entfällt	150 Tage
R05k003	RelyX Unicem	0,5 bar	entfällt	003 Tage
R05k150	RelyX Unicem	0,5 bar	entfällt	150 Tage
R25k003	RelyX Unicem	2,5 bar	entfällt	003 Tage
R25k150	RelyX Unicem	2,5 bar	entfällt	150 Tage

Tabelle 3: Versuchsgruppen (n=8)

Gruppencodes	Kleber	Druck	Primer	Zeitdauer
M00MZ003	Multilink Automix	0,0 bar	Metal/Zirconia Primer	003 Tage
M00MZ150	Multilink Automix	0,0 bar	Metal/Zirconia Primer	150 Tage
M00AL003	Multilink Automix	0,0 bar	Alloy Primer	003 Tage
M00AL150	Multilink Automix	0,0 bar	Alloy Primer	150 Tage
M00CC003	Multilink Automix	0,0 bar	Clearfil Ceramic Primer	003 Tage
M00CC150	Multilink Automix	0,0 bar	Clearfil Ceramic Primer	150 Tage
M05MZ003	Multilink Automix	0,5 bar	Metal/Zirconia Primer	003 Tage
M05MZ150	Multilink Automix	0,5 bar	Metal/Zirconia Primer	150 Tage
M05AL003	Multilink Automix	0,5 bar	Alloy Primer	003 Tage
M05AL150	Multilink Automix	0,5 bar	Alloy Primer	150 Tage
M05CC003	Multilink Automix	0,5 bar	Clearfil Ceramic Primer	003 Tage
M05CC150	Multilink Automix	0,5 bar	Clearfil Ceramic Primer	150 Tage
M25MZ003	Multilink Automix	2,5 bar	Metal/Zirconia Primer	003 Tage
M25MZ150	Multilink Automix	2,5 bar	Metal/Zirconia Primer	150 Tage
M25AL003	Multilink Automix	2,5 bar	Alloy Primer	003 Tage
M25AL150	Multilink Automix	2,5 bar	Alloy Primer	150 Tage
M25CC003	Multilink Automix	2,5 bar	Clearfil Ceramic Primer	003 Tage
M25CC150	Multilink Automix	2,5 bar	Clearfil Ceramic Primer	150 Tage
R00MZ003	RelyX Unicem	0,0 bar	Metal/Zirconia Primer	003 Tage
R00MZ150	RelyX Unicem	0,0 bar	Metal/Zirconia Primer	150 Tage
R00AL003	RelyX Unicem	0,0 bar	Alloy Primer	003 Tage
R00AL150	RelyX Unicem	0,0 bar	Alloy Primer	150 Tage
R00CC003	RelyX Unicem	0,0 bar	Clearfil Ceramic Primer	003 Tage
R00CC150	RelyX Unicem	0,0 bar	Clearfil Ceramic Primer	150 Tage
R05MZ003	RelyX Unicem	0,5 bar	Metal/Zirconia Primer	003 Tage
R05MZ150	RelyX Unicem	0,5 bar	Metal/Zirconia Primer	150 Tage
R05AL003	RelyX Unicem	0,5 bar	Alloy Primer	003 Tage
R05AL150	RelyX Unicem	0,5 bar	Alloy Primer	150 Tage
R05CC003	RelyX Unicem	0,5 bar	Clearfil Ceramic Primer	003 Tage
R05CC150	RelyX Unicem	0,5 bar	Clearfil Ceramic Primer	150 Tage
R25MZ003	RelyX Unicem	2,5 bar	Metal/Zirconia Primer	003 Tage
R25MZ150	RelyX Unicem	2,5 bar	Metal/Zirconia Primer	150 Tage
R25AL003	RelyX Unicem	2,5 bar	Alloy Primer	003 Tage
R25AL150	RelyX Unicem	2,5 bar	Alloy Primer	150 Tage
R25CC003	RelyX Unicem	2,5 bar	Clearfil Ceramic Primer	003 Tage
R25CC150	RelyX Unicem	2,5 bar	Clearfil Ceramic Primer	150 Tage

3.2.8. Lagerungsbedingungen

In Anlehnung an Untersuchungen von Kern und Wegner [116] wurden die Proben verschiedenen Lagerungsbedingungen ausgesetzt. Die Proben jeder Testserie (n=16) wurden randomisiert zwei verschiedenen Zeitserien (n=8) zugeordnet. Eine Zeitserie wurde 3 Tage lang in 37° warmem Wasser aufbewahrt, die zweite 150 Tage. Die Proben der 150 Tage-Serien wurden zusätzlich einer künstlichen Alterung durch Temperaturwechsellast (Thermocycling) ausgesetzt. Hierfür wurde die Wasserlagerung insgesamt fünf Mal im Abstand von jeweils 3 Wochen durch 7.500 Temperaturwechselzyklen in einer Thermocyclingtestapparatur (Willytec, München, D) unterbrochen. Die Proben lagen in einem Drahtgeflecht, welches an einem Schwenkarm befestigt war. Dieses bewegte sich in einer festgelegten Taktfrequenz zwischen zwei unterschiedlich temperierten Bädern. Die Temperaturdifferenz betrug 50°C (+5°C ↔ +55°C), die Haltezeit der jeweiligen Temperaturstufe 30 Sekunden und die Überleitungszeit zwischen den Bädern 6 Sekunden. Das einmalige Durchlaufen beider Wannen entsprach jeweils einem Zyklus. Insgesamt wurden 37.500 Thermozyklen durchgeführt. Spezielle, mit einem Thermostat ausgestattete Heiz- und Kühlgeräte, gewährleisteten eine konstante Wassertemperatur in den beiden Wannen.

Abb. 8 gibt einen Überblick über das Versuchsdesign, welches im Wesentlichen bereits 1993 von Kern und Thompson [52] vorgestellt wurde.

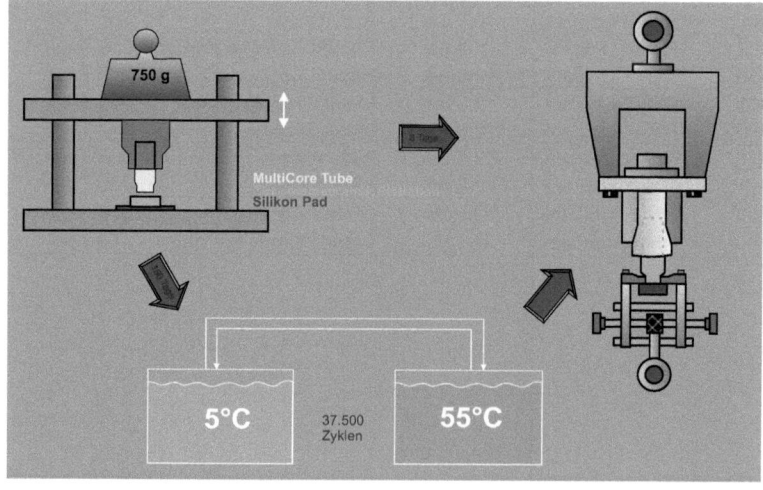

Abbildung 8: *Schematische Darstellung des Versuchsdesigns dieser Studie*

3.2.9. Analytische Methoden

3.2.9.1. Prüfung der Verbundfestigkeit

Unmittelbar nach Beendigung der Lagerungszeit schloss sich die Prüfung der Haftfestigkeit an, welche in Anlehnung an DIN 53288 (Lösen der Klebung mittels Zugkraft axial senkrecht zur Klebefläche) durchgeführt wurde.

Die Proben wurden in einer speziellen, adjustierbaren Abzugsvorrichtung, die eine Abzugsrichtung senkrecht zur Klebefläche sicherstellte, fixiert (Abb. 9) und mit einer Universalprüfmaschine (Zwick Z010/TN2A, Ulm, D) (Abb. 10) bei einer Vorschubgeschwindigkeit von 2 mm/min bis zum Bruch belastet [52]. Die Kettenaufhängung ermöglichte eine momentfreie Krafteinleitung [21]. Die Verbundfestigkeit der Klebung errechnet sich als Quotient aus der Gesamtkraft (N) und der Gesamtklebefläche (mm^2). Aus der konstanten Verbundfläche (8,04 mm^2) und den gemessenen Verbundkräften (N) wurde somit die Verbundfestigkeit in MPa (=N/mm^2) ermittelt.

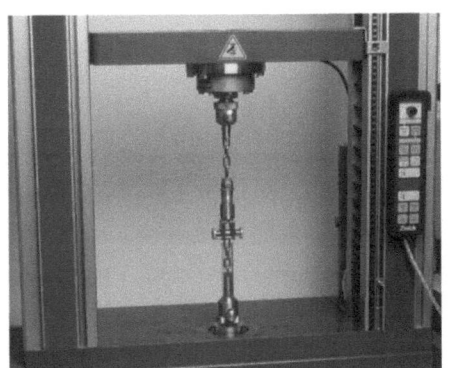

Abbildung 9: *Darstellung der Universalprüfmaschine mit einer für den Abzugstest fixierten Probe*

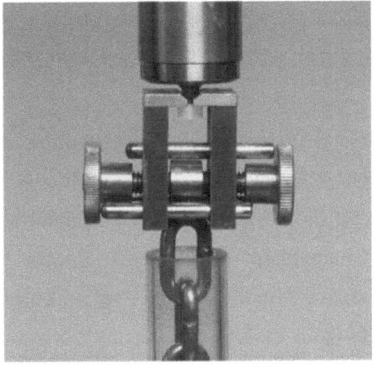

Abbildung 10: *Detaildarstellung der speziellen Abzugsvorrichtung*

3.2.9.2. Quantitative lichtmikroskopische Bruchflächenanalyse

Die Bruchflächen sämtlicher Proben wurden nach der Prüfung der Verbundfestigkeit in einem Stereomikroskop (Zeiss S7, Carl Zeiss AG, Oberkochen) bei 16-facher Vergrößerung visuell untersucht. Der Bruch wurde als rein adhäsiv eingestuft, wenn sich der Kleber vollständig von der Keramikoberfläche gelöst hatte. Verlief der Bruchspalt dagegen durch den Kleber oder durch das Füllungsmaterial des Acrylglastubus, handelte es sich um einen rein kohäsiven Bruch. Bei einem Mischbruch wurde der prozentale Anteil des jeweiligen Bruchmodus (kohäsiv/adhäsiv) an der Gesamtklebefläche (8,04 mm^2) ermittelt. Dabei ermöglichte die Software des Mikroskops eine genaue Flächenmessung und somit eine eindeutige quantitative Auswertung der Bruchmodi. Innerhalb der jeweiligen Versuchsgruppe wurde das arithmetische Mittel aus den so erhaltenen prozentualen Werten gebildet.

Über alle 384 Proben entstanden dabei drei verschiedene Bruchmodi:
Typ 1 rein kohäsiver Bruch, Typ 2 rein adhäsiver Bruch, Typ 3 Mischbruch.

3.2.9.3. Rasterelektronenmikroskopische Bruchflächenanalyse

Aus jeder Gruppe und Zeitserie wurden nach der lichtmikroskopischen Analyse jeweils drei Proben für eine rasterelektronische Beurteilung ausgewählt. Um die ausgewählten Proben für die REM-Untersuchung leitfähig zu machen, wurde im Vorfeld eine ca. 15 nm dicke Goldschicht durch eine Sputter-Beschichtungsanlage nach dem Prinzip der Kathodenzerstäubung auf die Proben aufgedampft.
Die REM-Rückstrahlbilder wurden bei einer Spannung von 12 kV und vier verschiedenen Vergrößerungen (50-fach, 250-fach, 750-fach und 2000-fach, bezogen auf den Computermonitor) aufgenommen (XL 30 CP, Philips, Eindhoven, Niederlande).

3.2.9.4. Versuchsauswertung mit Hilfe statistischer Verfahren

Die Versuchsreihen unterschieden sich durch 4 Faktoren (Einflussgrößen): die unterschiedlichen Strahldrücke (3 Parameter), die unterschiedlichen Konditionierungen in Form der Primer (4 Parameter), die unterschiedlichen Kleber (2 Parameter) sowie die unterschiedlichen Lagerungszeiten (2 Parameter).

Die Ergebnisse der Versuchsreihen wurden durch Mittelwerte, Standardabweichungen und Mediane zusammengefasst und mit Whisker abgewandelten Balkendiagrammen graphisch dargestellt. Vorteile dieser Darstellung sind neben der Angabe der Mittelwerte, die Interquartildistanzen (Streuungsmaße), welche Hinweise auf mögliche Ausreißer der Verteilung und damit auch auf die anzuwendenden verteilungsunabhängigen oder parametrischen Methoden gibt [92, 96].

Um klären zu können, ob die Faktoren einen signifikanten Einfluss auf die Verbundfestigkeit hatten, wurden die einzelnen Einflussgrößen bei sonst gleichen Parametern getestet. Mit dem Shapiro-Wilk-Test wurde jede Gruppe zunächst auf Abweichungen von der Normalverteilung geprüft. Bei normalverteilten Stichproben mit zwei Parametern wurden Paarvergleiche über t-Tests durchgeführt. Waren mehr als zwei Parameter vorhanden, wurde zuerst als allgemeiner Test eine einfaktorielle Varianzanalyse (ANOVA, F-Test) durchgeführt, um Signifikanzen innerhalb der Gruppe aufzudecken. Waren diese gegeben, folgten Post-Hoc-Tests nach Scheffé. Zeigte eine der Gruppen einer Testkombination eine signifikante Abweichung von der Normalverteilungsannahme, wurden nichtparametrische Wilcoxon-Rangsummen-Tests korrigiert nach der Bonferroni-Holm-Methode angewandt. Wenn bei Paarvergleichen beide Gruppen Nullwerte enthielten, wurden sie nicht getestet. Bei allen Tests wurde das Signifikanzniveau auf 5% festgelegt.

Die statistische Analyse wurde mit der Software SPSS 15 für Windows (SPSS GmbH, München, D) durchgeführt.

4. Ergebnisse

Im Folgenden werden die Ergebnisse der ermittelten Werte aus den Zugbelastungstests für die Versuchsgruppen dargestellt. Die Einzelwerte sind im Anhang in den Tab. 11-34 zusammengestellt. Dargestellt sind die Verbundfestigkeiten nach 3 Tagen Wasserlagerung sowie nach 150 Tagen Wasserlagerung mit 37.500 Zyklen Temperatur-Wechsellast. Die Gruppen ohne die Verwendung eines Primers dienen als Kontrollgruppen.

4.1. Deskriptive Statistik

Die folgende Tabelle beinhaltet Mittelwerte, Standardabweichungen und Mediane der Ergebnisse aus den Zugbelastungstests der einzelnen Versuchsgruppen und Kontrollgruppen.

Tabelle 4: *Mittelwerte (mean), Standardabweichungen (sd) und Mediane (med) aus den axialen Zugversuchen der Versuchsgruppen sowie Kontrollgruppen. Alle Werte in MPa (N/mm^2).*
die Klebeflächen aller Proben dieser Gruppen haben sich während der Wasserlagerung oder des Thermocycling spontan gelöst. Gruppencodes siehe Tabellen 2 und 3.

Gruppen	Multilink Automix 3d n=8			Multilink Automix 150d / 37500 TC n=8			RelyX Unicem 3d n=8			RelyX Unicem 150d / 37500 TC n=8		
	mean	(sd)	med	mean	(sd)	med	mean	(sd)	med	mean	(sd)	med
00k	0,0*	(0,0)*	0,0*	0,0*	(0,0)*	0,0*	18,6	(4,7)	17,7	0,0*	(0,0)*	0,0*
00MZ	9,7	(4,1)	8,0	0,0*	(0,0)*	0,0*	20,1	(3,8)	19,0	0,0*	(0,0)*	0,0*
00Al	18,1	(3,4)	17,7	0,0*	(0,0)*	0,0*	31,4	(7,1)	29,9	0,0*	(0,0)*	0,0*
00CC	24,4	(5,3)	24,1	0,0*	(0,0)*	0,0*	25,8	(4,9)	24,4	0,0*	(0,0)*	0,0*
05k	12,8	(8,5)	15,5	0,0*	(0,0)*	0,0*	41,8	(4,9)	42,1	13,8	(3,2)	12,9
05MZ	29,0	(6,1)	28,2	16,4	(3,1)	17,1	42,7	(4,6)	42,5	18,8	(4,2)	18,8
05Al	44,8	(12,1)	42,7	32,4	(9,3)	32,2	41,6	(6,2)	40,2	37,5	(5,0)	37,9
05CC	41,3	(6,3)	40,0	26,9	(7,2)	28,7	39,0	(2,0)	39,3	26,6	(6,0)	24,3
25k	12,7	(4,7)	12,1	0,0*	(0,0)*	0,0*	46,0	(2,2)	46,0	32,1	(7,3)	30,2
25MZ	36,4	(9,3)	36,1	19,4	(3,5)	19,2	42,8	(9,6)	38,5	18,6	(2,7)	19,4
25Al	45,8	(8,1)	44,8	25,9	(6,6)	23,5	35,2	(4,0)	34,2	36,8	(5,3)	37,8
25CC	49,4	(4,4)	48,5	32,5	(8,8)	30,7	33,1	(4,7)	32,1	32,1	(6,0)	33,2

4.1.2. Graphische Darstellung der ermittelten Verbundfestigkeitswerte

Die graphische Darstellung in abgewandelten Balkendiagrammen wurde gewählt, da sie neben der Ansicht der Mittelwerte die Veranschaulichung der Standardabweichung im Vergleich der jeweiligen Serien untereinander ermöglicht.

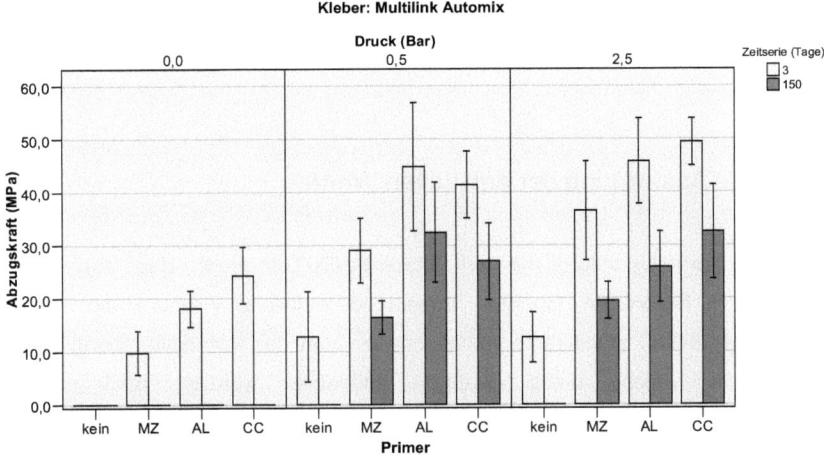

Abbildung 11: Zugfestigkeit des Klebeverbundes der mit Multilink Automix verklebten Gruppen. Mittelwerte und Standardabweichungen in MPa (N/mm^2). Die gelben Balken zeigen die Ergebnisse nach 3 Tagen Wasserlagerung, die grünen Balken die Ergebnisse nach 150 Tagen Wasserlagerung mit Thermocycling. Die Whisker veranschaulichen die Standardabweichung. Gruppencodes siehe Tabellen 2 und 3.

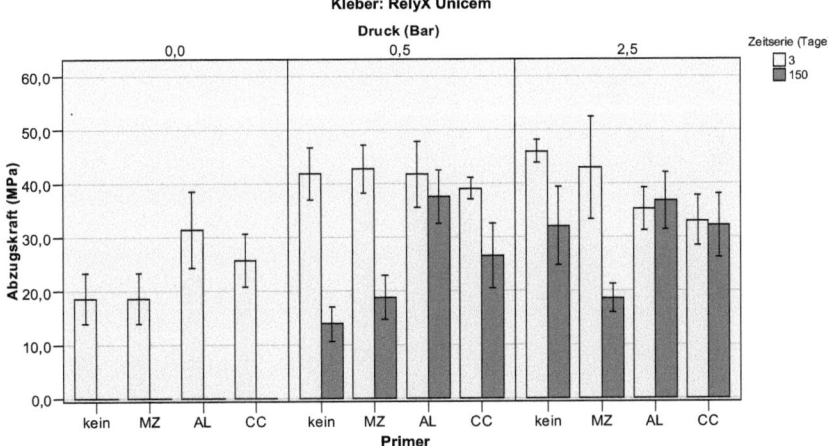

Abbildung 12: Zugfestigkeit des Klebeverbundes der mit RelyX Unicem verklebten Gruppen. Mittelwerte und Standardabweichungen in MPa (N/mm^2). Die gelben Balken zeigen die Ergebnisse nach 3 Tagen Wasserlagerung, die grünen Balken die Ergebnisse nach 150 Tagen Wasserlagerung mit Thermocycling. Die Whisker veranschaulichen die Standardabweichung. Gruppencodes siehe Tabellen 2 und 3.

Bei Betrachtung der nicht korundgestrahlten Gruppen (0 bar) wird deutlich, dass durch den Einfluss der Thermocyclingbelastung sich sämtliche Gruppen spontan gelöst haben. Die korundgestrahlten Gruppen, welche kein adhäsives Monomer im Klebesystem enthielten (M05k150 und M25k150) lösten sich ebenfalls während der Thermocyclingbelastung.

Bei den übrigen mit 0,5 bar als auch mit 2,5 bar korundgestrahlten Gruppen wird der Alterungseffekt durch Abnahme der Haftungsreduzierungen ersichtlich. Lediglich die Gruppen R25AL150 und R25CC150 zeigten keine Abnahme der Haftungswerte nach künstlicher Alterung.

4.2. Statistische Auswertung der ermittelten Werte

Die Prüfung auf Normalverteilung mit dem Shapiro-Wilk-Test ergab, dass zusätzlich zu den Gruppen mit Nullwerten (spontan auseinandergefallene Proben) die Gruppen R25MZ003 und R25k150 signifikante Abweichungen von der Normalverteilung zeigten. Testkombinationen, welche diese Gruppen enthielten, wurden somit mit dem nichtparametrischen Wilcoxon-Test auf Signifikanz getestet. Einzelwerte des Shapiro-Wilk-Tests siehe Anhang Tab. 41.

Die Ergebnisse der statistischen Auswertung sind übersichtshalber in den Tabellen 5 bis 11 zusammengefasst. Signifikante Werte, auch nach der Korrektur durch die Bonferroni-Holm-Methode, sind mit * gekennzeichnet und farblich hervorgehoben.

4.2.1. Einfluss der Strahldrücke auf die Verbundfestigkeit

Um Unterschiede zwischen den drei verwendeten Strahldrücken zu ermitteln, wurden nur die unterschiedlichen Strahldrücke bei sonst gleichen Parametern miteinander verglichen. Die Zusammenfassung der Ergebnisse der statistischen Auswertung ist in Tab. 5 und Tab. 6 dargestellt (Signifikanzen innerhalb der Gruppen normalverteilter Stichproben siehe Anhang Tab. 36-41).

Tabelle 5: Signifikante Unterschiede im Klebeverbund von Multilink Automix in Abhängigkeit von den verwendeten Strahldrücken bei sonst gleichen Versuchsparametern. / = versus; *: $p \leq 0,05$ (schwach signifikant); **: $p \leq 0,01$ (signifikant); ***: $p \leq 0,001$ (hoch signifikant); N.S.: $p > 0,05$ (nicht signifikant)

Gruppen	Vergleich	Multilink Automix	
		3d	150d / 37.500 TC
kein Primer	0,0 / 0,5 bar	***	N.S.
	0,0 / 2,5 bar	***	N.S.
	0,5 / 2,5 bar	N.S.	N.S.
Metal/ Zirconia Primer	0,0 / 0,5 bar	***	N.S.
	0,0 / 2,5 bar	***	***
	0,5 / 2,5 bar	N.S.	N.S.
Alloy Primer	0,0 / 0,5 bar	***	***
	0,0 / 2,5 bar	***	***
	0,5 / 2,5 bar	N.S.	N.S.
Clearfil Caramic Primer	0,0 / 0,5 bar	***	***
	0,0 / 2,5 bar	***	***
	0,5 / 2,5 bar	**	N.S.

Tabelle 6: *Signifikante Unterschiede im Klebeverbund von RelyX Unicem in Abhängigkeit von den verwendeten Strahldrücken bei sonst gleichen Versuchsparametern. / = versus; *: $p \leq 0,05$ (schwach signifikant); **: $p \leq 0,01$ (signifikant); ***: $p \leq 0,001$ (hoch signifikant); N.S.: $p > 0,05$ (nicht signifikant).*

Gruppen	Vergleich	RelyX Unicem	
		p-Wert	
		3d	150d / 37.500 TC
kein Primer	0,0 / 0,5 bar	***	***
	0,0 / 2,5 bar	***	***
	0,5 / 2,5 bar	N.S.	***
Metal/ Zirconia Primer	0,0 / 0,5 bar	***	***
	0,0 / 2,5 bar	***	***
	0,5 / 2,5 bar	N.S.	N.S.
Alloy Primer	0,0 / 0,5 bar	**	***
	0,0 / 2,5 bar	N.S.	***
	0,5 / 2,5 bar	N.S.	N.S.
Clearfil Caramic Primer	0,0 / 0,5 bar	***	***
	0,0 / 2,5 bar	**	***
	0,5 / 2,5 bar	*	N.S.

4.2.2. Einfluss der Kleber auf die Verbundfestigkeit

Um Unterschiede zwischen den beiden verwendeten Klebern zu ermitteln, wurden diese bei sonst gleichen Parametern miteinander verglichen. Die Zusammenfassung der Ergebnisse der statistischen Auswertung ist in Tab. 7 und Tab. 8 dargestellt.

Tabelle 7: *Signifikante Unterschiede zwischen den Klebern nach 3 Tagen Wasserlagerung bei sonst gleichen Versuchsparametern. *: $p \leq 0,05$ (schwach signifikant); **: $p \leq 0,01$ (signifikant); ***: $p \leq 0,001$ (hoch signifikant); N.S.: $p > 0,05$ (nicht signifikant).*

Gruppen	Vergleich	3d		
		p-Wert		
		0,0 bar	0,5 bar	2,5 bar
kein Primer	Multilink Automix versus RelyX Unicem	***	***	***
Metal/Zirconia Primer		***	***	N.S.
Alloy Primer		***	N.S.	**
Clearfil Ceramic Primer		N.S.	N.S.	***

Tabelle 8: Signifikante Unterschiede zwischen den Klebern nach 150 Tagen Wasserlagerung mit 37.500 TC bei sonst gleichen Versuchsparametern. *: $p \leq 0,05$ (schwach signifikant); **: $p \leq 0,01$ (signifikant); ***: $p \leq 0,001$ (hoch signifikant); N.S.: $p > 0,05$ (nicht signifikant).

Gruppen	Vergleich	150d / 37.500 TC		
		p-Wert		
		0,0 bar	0,5 bar	2,5 bar
kein Primer	Multilink Automix versus RelyX Unicem	N.S.	***	***
Metal/Zirconia Primer		N.S.	N.S.	N.S.
Alloy Primer		N.S.	N.S.	**
Clearfil Ceramic Primer		N.S.	N.S.	N.S.

Bei dem Vergleich der Verbundfestigkeitswerte der beiden Kleber wird deutlich, dass nach künstlicher Alterung lediglich drei Gruppen signifikante Unterschiede der Verbundwerte aufwiesen.

4.2.3. Einfluss der Lagerungsbedingungen auf die Verbundfestigkeit

Um den Einfluss der Lagerungsbedingungen zu ermitteln, wurden nur die unterschiedlichen Zeitserien bei sonst gleichen Parametern miteinander verglichen. Die Zusammenfassung der Ergebnisse der statistischen Auswertung ist in Tab. 9 und Tab. 10 dargestellt.

Tabelle 9: *Signifikante Unterschiede im Klebeverbund von Multilink Automix in Abhängigkeit von den Lagerungsbedingungen bei sonst gleichen Versuchsparametern.*
*: $p \leq 0,05$ (schwach signifikant); **: $p \leq 0,01$ (signifikant); ***: $p \leq 0,001$ (hoch signifikant); N.S.: $p > 0,05$ (nicht signifikant).

Gruppen	Vergleich	Multilink Automix		
		\multicolumn{3}{c}{p-Wert}		
		0,0 bar	0,5 bar	2,5 bar
kein Primer	3d versus 150d / 37.000 TC	N.S.	**	***
Metal/Zirconia Primer		***	***	***
Alloy Primer		***	*	***
Clearfil Ceramic Primer		***	***	***

Tabelle 10: *Signifikante Unterschiede im Klebeverbund von RelyX Unicem in Abhängigkeit von den Lagerungsbedingungen bei sonst gleichen Versuchsparametern.*
*: $p \leq 0,05$ (schwach signifikant); **: $p \leq 0,01$ (signifikant); ***: $p \leq 0,001$ (hoch signifikant); N.S.: $p > 0,05$ (nicht signifikant).

Gruppen	Vergleich	RelyX Unicem		
		\multicolumn{3}{c}{p-Wert}		
		0,0 bar	0,5 bar	2,5 bar
kein Primer	3d versus 150d / 37.000 TC	***	***	***
Metal/Zirconia Primer		***	***	***
Alloy Primer		***	N.S.	N.S.
Clearfil Ceramic Primer		***	***	N.S.

Bei dem Vergleich der Verbundfestigkeitswerte nach 3 Tagen und 150 Tagen Wasserlagerung mit 37.500 TC wird deutlich, dass mit Ausnahme von vier Gruppen sämtliche Proben signifikante Reduzierungen der Verbundwerte nach künstlicher Alterung aufwiesen.

4.2.4. Einfluss der Primer auf die Verbundfestigkeit

Um Unterschiede zwischen den drei verwendeten Primern bzw. keiner Primeranwendung zu ermitteln, wurden nur die unterschiedlichen Primeranwendungen bei sonst gleichen Parametern miteinander verglichen. Die Zusammenfassung der Ergebnisse der statistischen Auswertung ist in Tab. 11 und Tab. 12 dargestellt (Signifikanzen innerhalb der Gruppen normalverteilter Stichproben siehe Anhang Tab. 48 - 52)

Tabelle 13: *Signifikante Unterschiede im Klebeverbund von Multilink Automix in Abhängigkeit von den Primeranwendungen bei sonst gleichen Versuchsparametern. / = versus; *: $p \leq 0,05$ (schwach signifikant); **: $p \leq 0,01$ (signifikant); ***: $p \leq 0,001$ (hoch signifikant); N.S.: $p > 0,05$ (nicht signifikant). Gruppencodes siehe Tabellen 2 und 3.*

Gruppen	Vergleich	Multilink Automix	
		p-Wert	
		3d	150d / 37.500 TC
0 bar	k / MZ	***	N.S.
	k / AL	***	N.S.
	k / CC	***	N.S.
	MZ / AL	***	N.S.
	MZ / CC	***	N.S.
	AL / CC	*	N.S.
0,5 bar	k / MZ	*	***
	k / AL	***	***
	k / CC	***	***
	MZ / AL	*	***
	MZ / CC	N.S.	**
	AL / CC	N.S.	N.S.
2,5 bar	k / MZ	***	***
	k / AL	***	***
	k / CC	***	***
	MZ / AL	N.S.	*
	MZ / CC	**	**
	AL / CC	N.S.	N.S.

Tabelle 15: *Signifikante Unterschiede im Klebeverbund von RelyX Unicem in Abhängigkeit von den Primeranwendungen bei sonst gleichen Versuchsparametern. / = versus; *: p ≤ 0,05 (schwach signifikant); **: p ≤ 0,01 (signifikant); ***: p ≤ 0,001 (hoch signifikant); N.S.: p > 0,05 (nicht signifikant). Gruppencodes siehe Tabellen 2 und 3.*

Gruppen	Vergleich	RelyX Unicem	
		p-Wert	
		3d	150d / 37.500 TC
0 bar	k / MZ	N.S.	N.S.
	k / AL	***	N.S.
	k / CC	N.S.	N.S.
	MZ / AL	***	N.S.
	MZ / CC	N.S.	N.S.
	AL / CC	N.S.	N.S.
0,5 bar	k / MZ	N.S.	N.S.
	k / AL	N.S.	***
	k / CC	N.S.	***
	MZ / AL	N.S.	***
	MZ / CC	N.S.	*
	AL / CC	N.S.	***
2,5 bar	k / MZ	N.S.	***
	k / AL	***	N.S.
	k / CC	***	N.S.
	MZ / AL	N.S.	***
	MZ / CC	*	***
	AL / CC	N.S.	N.S.

4.4. Quantitative lichtmikroskopische Auswertung des Versagens

Die Analyse der Versagensmodi zeigte über alle 384 Proben drei verschiedene Varianten, welche in drei Typen eingeteilt wurden:
Typ 1 rein kohäsiver Bruch, Typ 2 rein adhäsiver Bruch und Typ 3 Mischbruch.

Die folgenden Abbildungen zeigen das prozentuale, arithmetisch gemittelte Verhältnis von adhäsiven zu kohäsiven Vesagensmodi nach 3 Tage Wasserlagerung und 150 Tage Wasserlagerung mit Thermocycling.

Fast ausschließlich adhäsive Bruchmodi lagen bei den nicht korundgestrahlten Gruppen mit Ausnahme der Gruppen M00AL003, M00CC003, R00CC003 vor. Sämtliche Gruppen, die kein adhäsives Monomer im Klebesystem enthielten, lösten sich rein adhäsiv innerhalb der Lagerungsdauer.

Alle übrigen Gruppen lösten sich sowohl nach 3 Tagen als auch nach 150 Tagen überwiegend kohäsiv, wobei der Alterungseffekt durch eine leichte Zunahme der Adhäsivanteile in den Bruchmodi ersichtlich wurde. Ausnahme bilden die Gruppen M05ML, R05k und R25ML, die nach 150 Tagen eine deutliche Zunahme der adhäsiven Bruchmodi aufwiesen.

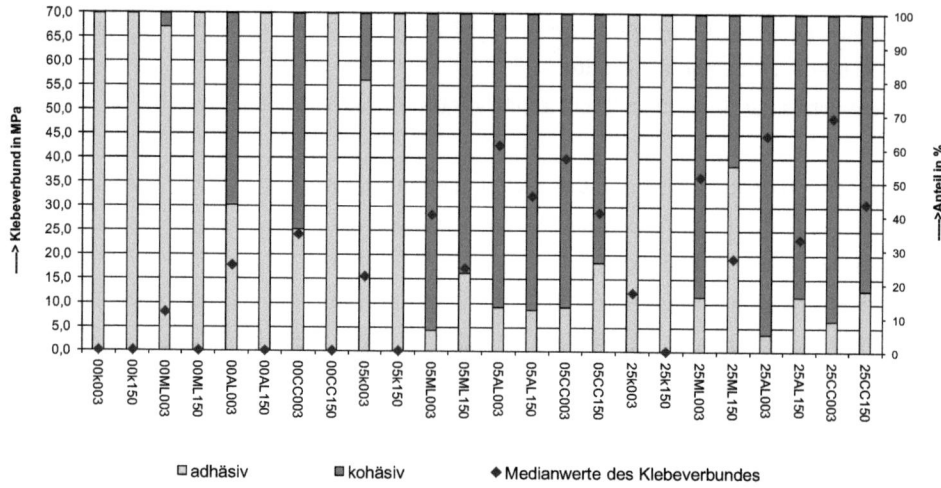

Abbildung 13: Darstellung des prozentualen Verhältnisses adhäsiver zu kohäsiver Versagensmodi aus den Zugversuchen der mit Multilink Automix verklebten Gruppen. Die blauen Markierungen stellen die Medianwerte des Klebeverbundes der jeweiligen Gruppen in MPa (N/mm^2) dar.

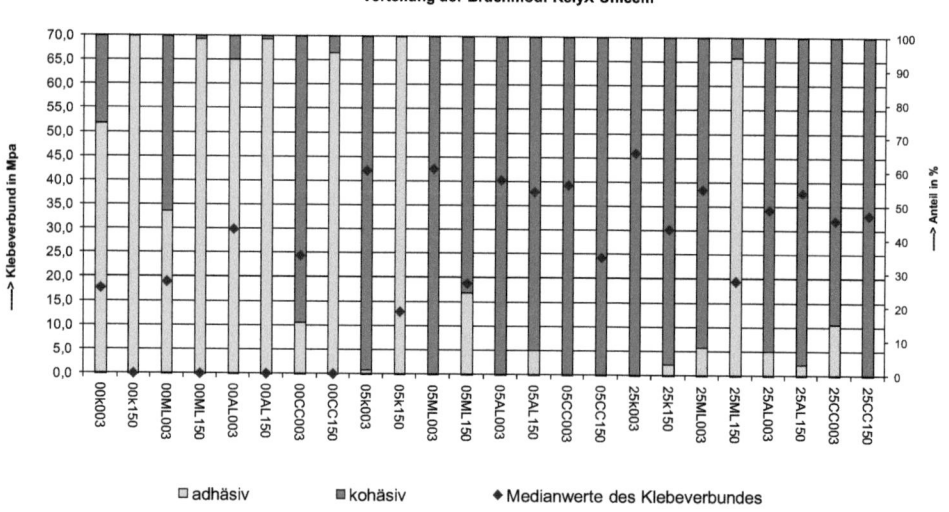

Abbildung 15: Darstellung des prozentualen Verhältnisses adhäsiver zu kohäsiver Versagensmodi aus den Zugversuchen der mit RelyX Unicem verklebten Gruppen. Die blauen Markierungen stellen die Medianwerte des Klebeverbundes der jeweiligen Gruppen in MPa (N/mm^2) dar.

4.5. Rasterelektronenmikroskopische Analyse der Bruchmodi

Auf den rasterelektronenmikroskopischen Aufnahmen der Keramikscheiben sind bei den ungestrahlten Gruppen jeweils die Schleifspuren des Siliziumcarbid-Nassschleifpapiers zu erkennen, welche durch die Körnung des Papiers (P 600) und die gleiche Polierrichtung in einem rotierenden Vorgang zustande kommen. Die nachfolgenden Abbildungen enthalten exemplarisch typische Vertreter des jeweiligen Bruchmodus in 50-facher und 250-facher Originalvergrößerung.

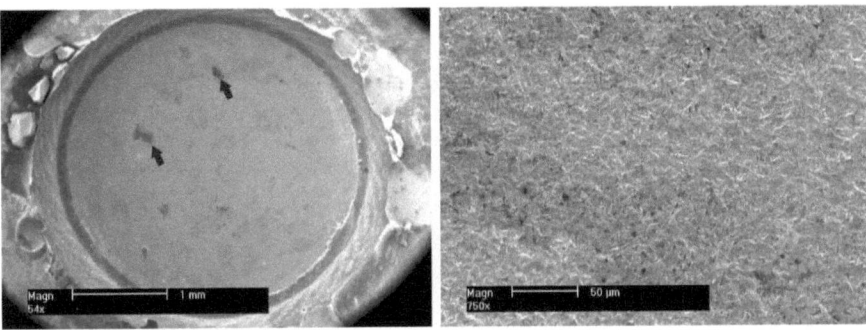

Abbildung 21: REM-Aufnahme einer nach Typ I rein adhäsiv versagten Klebefläche aus der Gruppe M05k003. Auf der Keramik sind noch kleinere Kleberreste erkennbar (Pfeile). Rechts in der vergrößerten Darstellung ist die durch das Korundstrahlen aufgeraute Keramikoberfläche erkennbar.

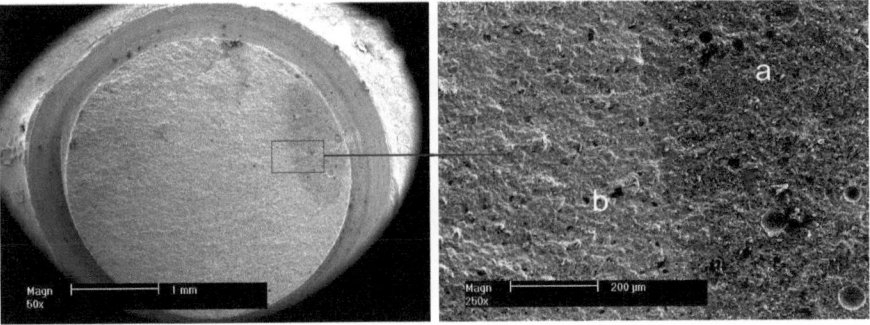

Abbildung 18: REM - Aufnahme einer nach Typ II rein kohäsiv versagten Klebefläche aus der Gruppe R25AL150. Die niedrige Vergrößerung lässt erkennen, dass der Bruch zuerst im internen Verbund des Klebers seinen Ursprung nahm. In der vergrößerten Darstellung ist der Übergang zwischen Kleber (a) und Aufbaumaterial (b) zu erkennen. Der Kleberverbund war höher als die kohäsive Festigkeit des Kompositklebers bzw. des Tubenkomposits.

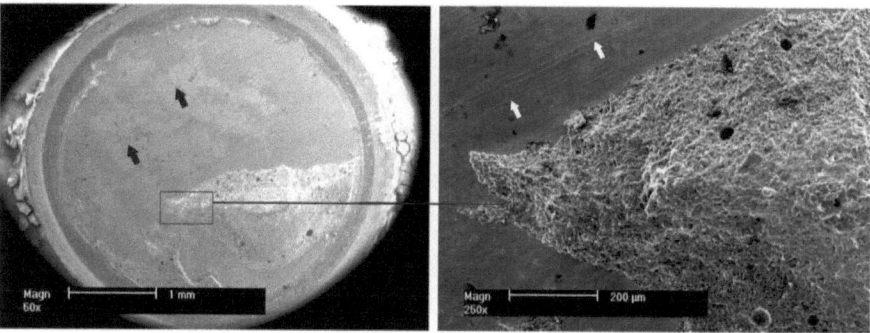

Abbildung 24: REM - Aufnahme einer nach Typ III überwiegend adhäsiv versagten Klebefläche aus der Gruppe R00MZ-003. Die niedrige Vergrößerung lässt das großflächige adhäsive Versagen dieser Klebung erkennen, wobei der Ursprung des Versagens nicht mehr auszumachen ist. Ferner sind kleinere Klebereste sowie Reste des Primers (schwarze Pfeile) auf der Keramikoberfläche sichtbar. In der vergrößerten Darstellung ist der Übergang zwischen adhäsivem Bruch und kohäsivem Bruch zu erkennen. Die weißen Pfeile zeigen auf die Schleifspuren des Siliziumcarbid-Papiers.

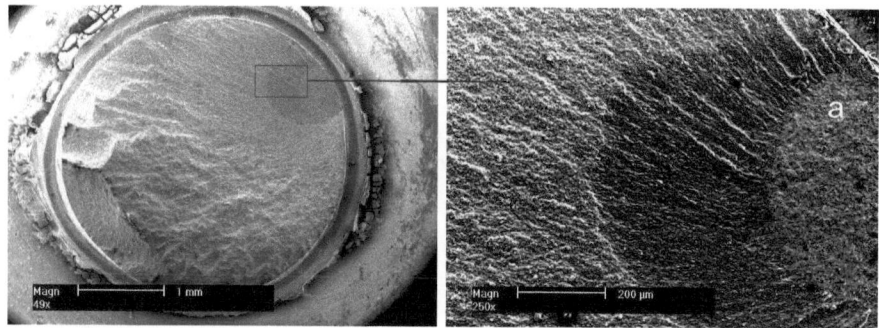

Abbildung 25: REM - Aufnahme einer nach Typ III überwiegend kohäsiv versagten Klebefläche aus der Gruppe M25CC-003. In der niedrigen Vergrößerung imponieren Bruchlinien, die gemeinsam auf den vermutlichen Ursprung des Bruchs zulaufen. Die stärkere Vergrößerung lässt die freigelegte Keramik (a) erkennen.

5. Diskussion

5.1. Diskussion von Material und Methode

5.1.1. Korundstrahlung

Durch Korundstrahlung kann auf einer Zirkoniumdioxidkeramik eine Oberflächenvergrößerung erzeugt werden [115]. Ähnlich wie bei der Korundstrahlung von Metalloberflächen konnte auch bei der Keramik eine Anreicherung von Al_2O_3 auf der Keramikoberfläche nachgewiesen werden [51, 53, 107]. In der Literatur wird beschrieben, dass diese Veränderung der molekularen Zusammensetzung einen positiven Effekt auf die Festigkeit von Y-TZP-Keramiken und die Klebung mittels Phosphatmonomer modifizierten Klebern hat [53, 60]. Das Korundstrahlen ist ein schonender und temperaturunabhängiger Eingriff, der kleine Mikrodefekte teilweise beseitigt. Eine gute Oberflächengüte ohne Fehlstellen erhöht die Biegefestigkeit einer Keramik [69].
Es wird aber auch eine Schwächung der Keramik diskutiert. So stellt sich die in der Literatur bisher ungeklärte Frage, ob ein zu hoher Strahldruck nicht Mikrorisse, welche langfristig zum Versagen einer Y-TZP-Restauration führen können, fördert oder gar erzeugt. Im Rahmen dieser Untersuchung wurden daher zwei verschiedene Strahldrücke gewählt. Der Strahldruck von 2,5 bar lehnt sich dabei an den durch die meisten Autoren und Hersteller keramischer Materialien empfohlenen Druck von 2 bis 3 bar an. Der stark reduzierte Strahldruck von 0,5 bar sollte einer unter maximaler Schonung vorbehandelten Restauration entsprechen.
Da die Keramikoberfläche nach dem wassergekühlten Schleifen mit einem feinen Siliziumkarbidpapier leicht aufgeraut bleibt, wurde eine Versuchsreihe, die nur polierte Proben enthielt, mit in die Untersuchung integriert.
Beim Abstrahlvorgang, der in der vorliegenden Arbeit eine besonders wichtige Rolle spielte, kam nur frisches Einwegkorundmaterial zum Einsatz. Zusätzlich wurde darauf geachtet, dass nach dem Durchführen des Strahlvorgangs die Proben innerhalb von 10 Minuten weiterverarbeitet und die gestrahlten Oberflächen nicht mehr berührt wurden.

5.1.2. Auswahl der Befestigungsmaterialien

Bei Verwendung eines mittels Phosphatmonomers modifizierten Klebers konnte ein guter Klebeverbund zu gestrahlter Zirkoniumdioxidkeramik nachgewiesen werden [56, 82, 115]. Die mechanischen Eigenschaften des Kompositklebstoffes werden durch das Mischungsverhältnis der Katalysator- und Basispaste beeinflusst. Das Befestigungskomposit RelyX Unicem wurde als Kapselsystem verwendet, welches ermöglicht, das vorgegebene Mischungsverhältnis exakt einzuhalten und eine reproduzierbare Anmischqualität zu gewährleisten. Das Mischen der Kapseln im Hochfrequenzrüttler bewirkte ein homogenes, blasenfreies Anmischen des Materials. Multilink Automix wurde in einer selbstmischenden Applikationsspritze verwendet. Gemäß Herstellerangaben wurde eine geringe Menge des zuerst austretenden, im Mischungsverhältnis noch nicht optimalen Klebers, verworfen. Durch die Applikationsspitzen, welche werksbedingt genormte Windungen aufweisen, kann ein stets gleiches Mischungsverhältnis der Komponenten sichergestellt und ein Untermischen von Luftblasen so gut wie ausgeschlossen werden. Zusätzlich minimierte es mögliche individuelle Verarbeitungsfehler durch den Anwender und deren Folgen für die Verbundfestigkeit.

5.1.3. Herstellung des Klebeverbundes

Der Druck, der während des Abbindevorgangs auf den Klebstoff einwirkt, hat Einfluss auf dessen Filmdicke, die ihrerseits wiederum die Verbundfestigkeit beeinflusst. Um unterschiedlichen Anpresskräften entgegenzuwirken, wurde das Fügen der Prüfkörper mit der in Kap. 3.2.5. beschriebenen speziellen Klebevorrichtung standardisiert durchgeführt. Diese ermöglichte eine axiale, verkantungsfreie Fügung mit einem definierten Anpressdruck von 7,5 N [52]. Viele weitere experimentelle Studien wendeten dieses Klebeverfahren bereits an [22, 58, 85, 115, 120, 122, 126].
Die initiale Wartezeit von 3 Minuten vor der Lichthärtung der Proben diente zum Einen der Simulation einer möglichst praxisnahen, klinischen Situation und zum Anderen der Minimierung der Spannungen im Bereich der Klebefuge durch die langsamer ablaufende Autopolymerisation. Die Lichtpolymerisation stellte eine maximale Aushärtung des Materials sicher.

Manuelle Ungenauigkeiten und materialbedingte Schwankungen konnten trotz sorgfältigen Arbeitens und standardisiertem Verfahren, nicht vollständig ausgeschlossen werden. Aus diesem Grund musste mit einer gewissen Streuung der Messwerte von vornherein gerechnet werden. Verteilt über alle Testreihen ergaben sich somit Standardabweichungen (SD) von ±0 bis ±12. In anderen Studien mit ähnlichem Versuchsdesign wurden analoge Streubreiten beobachtet [55, 58, 85, 120, 124-126].

5.1.4. Lagerungsbedingungen

Die Proben wurden verschiedenen Lagerungsbedingungen ausgesetzt. Jede Testserie (n=16) wurde randomisiert zwei verschiedenen Zeitserien (n=8) zugeordnet. Eine Zeitserie wurde vor dem axialen Zugfestigkeitstest 3 Tage lang in 37° warmem Wasser aufbewahrt. Die so erhaltenen Verbundfestigkeitswerte entsprechen am ehesten der initialen Festigkeit einer Verklebung, erlauben allerdings kaum Rückschlüsse auf deren Langzeitbewährung. Durch Essen, Trinken [63, 79] und Atmen [14] treten fortwährend intraorale Temperaturwechselbelastungen auf. Längerfristige Wasserlagerung und Thermocyclingbelastung zwischen +5 °und +60 °C stellen gebräuchliche Verfahren dar, die meistens kombiniert werden, um in vitro den im Mund entstehenden thermalen Stress aufgrund unterschiedlicher Wärmeausdehnungskoeffizienten der verwendeten Materialien zu simulieren [35, 52, 56, 58, 96, 115, 116, 122]. Trotz zahlreicher Studien gibt es jedoch bislang kein standardisiertes Temperaturmaß [31].

Bei einem Versuchsaufbau mit Thermocyclingbelastung sollten die verwendeten Temperaturen realistisch im Mund auftretende Werte reflektieren, um nicht durch Überbelastung falsch negative Ergebnisse oder, gegenteilig bei zu geringer Beanspruchung, falsch positive zu erzielen.

Für die Temperaturwechsellast wurde ein Bereich zwischen +5°C und +55°C gewählt. Dies entspricht Temperaturen, die bei der Nahrungsaufnahme im Bereich der Klebefuge von Adhäsivbrücken gemessen wurden [80]. In Anlehnung an andere Studien [41, 56, 58, 116, 120, 125, 126] wurde für die künstliche Alterung ein Zeitraum von 150 Tagen gewählt. Die Lagerung in 37° warmem Wasser wurde in dieser Zeit insgesamt fünf Mal im Abstand von jeweils 3 Wochen durch 7.500 Thermozyklen unterbrochen. Somit wurden insgesamt 37.500 Zyklen durchgeführt.

5.1.5. Axialer Zugfestigkeitstest

Mit einer Universalprüfmaschine wurden die Proben bei einer Zuggeschwindigkeit von 2 mm/s bis zum Bruch belastet. Eine spezielle Apparatur, die in Kap. 3.2.9. beschrieben wurde, war an beiden Enden mit Ketten an den Schenkeln der Materialprüfmaschine aufgehängt. Diese Kettenaufhängung ermöglichte einen Ausgleich von eventuell vorhandenen Rotationen und somit eine drehmomentfreie, rein axiale Belastung der Klebefuge [52]. So konnte die Vergleichbarkeit der gewonnenen Verbundfestigkeitswerte gewährleistet werden.

5.2. Diskussion der Ergebnisse

5.2.1. Einfluss der Strahldrücke auf die Verbundfestigkeit

Die in dieser Studie ermittelten Haftungswerte wurden signifikant von der Vorbehandlung der Oberfläche beeinflusst. Vergleicht man die unterschiedlichen Strahldrücke miteinander, so fällt auf, dass ein Abstrahlen der Keramik von essentieller Bedeutung für den Haftverbund ist. Die Proben der ungestrahlten Gruppen wiesen nach 3 Tagen Wasserlagerung signifikante Unterschiede zu sämtlichen durch einen Abstrahlvorgang vorbehandelten Gruppen auf und lösten sich dann spontan während des Thermocyclings. Der Einfluss der Intensität des Strahldrucks wies allerdings nach künstlicher Alterung bei nur einer Gruppe (R05k/R25k) einen statistisch signifikanten Unterschied auf. Zwei Prüfserien (M05CC/M25CC und R05CC/R25CC) wiesen nach 3 Tagen signifikante Haftungsunterschiede auf, welche nach künstlicher Alterung allerdings nicht mehr nachweisbar waren.

Das starke Abfallen der Haftwerte in der Gruppe R05k nach der künstlichen Alterung und das frühzeitige spontane Lösen der Proben aus der Gruppe R00k nach 15.000 Zyklen deutet auf eine wenig stabile chemische Verbindung des Monomers im Kleber zu Y-TZP-Keramik hin. Bei stärkerer mechanischer Mikroretention konnten dem Kleber RelyX auch ohne die zusätzliche Verwendung eines Primers in der Gruppe R25k150 langfristig hohe Verbundfestigkeitswerte nachgewiesen werden.

Die Langlebigkeit einer adhäsiv befestigten Restauration wird außer durch die Verbundfestigkeit der Keramik zum Kleber auch durch die Eigenfestigkeit der

Zahnhartsubstanzen und die Verbundfestigkeit der Kleber an die Zahnhartsubstanz limitiert. Die Schmelzhaftung für Komposite wird mit Werten zwischen 20 und 28 MPa angegeben [37, 38, 45]. Als geeigneter Richtwert für die Eigenfestigkeit eines natürlichen Zahnes kann ein unter ähnlichem Versuchsdesign ermittelter Wert betrachtet werden. In einer In-vitro-Studie wurden unter axialer Belastung Schmelzausrisse ab Werte von 26 MPa beobachtet [52]. Im Falle einer solch enormen Belastung würden eher Teile vom natürlichen Zahn frakturieren und die Klebefuge unversehrt bleiben. In der Langzeitbewährung können deshalb Verbundfestigkeitswerte im Bereich von 20-30 MPa als klinisch akzeptabel angesehen werden. Alle darunter liegenden Werte sind für die klinische Anwendung eher als kritisch zu betrachten.

Bezogen auf die 150-Tage-Werte ergaben sich bei den 0,5-bar Gruppen durchschnittliche Verbundfestigkeitswerte von 26,5 MPa und bei den 2,5 bar Gruppen 27,2 MPa. Diese Werte können als klinisch akzeptabel betrachtet werden, wohingegen das spontane Lösen der nicht korundgestrahlten Gruppen als inakzeptabel für den klinischen Einsatz gelten muss.

Das Versagen der nicht gestrahlten Gruppen untermauert die These, dass das Korundstrahlen nicht nur wie bereits in zahlreichen Studien belegt [18, 22, 26, 49, 55, 87, 120, 129] von immenser Bedeutung für einen dauerhaften adhäsiven Klebeverbund zu Zirkoniumdioxidkeramik ist, sondern auch bei Verwendung adhäsiver Monomere als obligat zu betrachten ist. Durch diese mechanische Oberflächenkonditionierung wird die Rauigkeit der Keramik erhöht, die Klebefläche vergrößert, die Benetzungskinetik der Adhäsive verbessert und es werden sämtliche organische Rückstände welche die Verbundfestigkeit negativ beeinflussen, von der Keramikoberfläche entfernt [51, 53, 86, 123, 125, 126].

Ein Strahldruck von 2,5 bar erhöht zwar die Rauigkeit der Keramikoberfläche, was initial zu höheren Haftungswerten führen kann. Diese stärkere mechanische Mikroretention ist jedoch nicht automatisch ausschlaggebend für einen dauerhaften stabilen Klebeverbund. Viel mehr ist die Langlebigkeit des Verbunds abhängig von der dauerhaften Hydrolysestabilität der chemischen Bindungen, welche das verwendete adhäsive Monomer zur gestrahlten Keramik ausbildet.
Dies lässt den Schluss zu, dass eine Erhöhung des Strahldrucks nicht automatisch mit einer dauerhaften Erhöhung der Verbundfestigkeitswerte korreliert. Im Umkehrschluss

bedeutet dies, dass bereits ein Strahldruck von 0,5 bar ausreichend für einen guten adhäsiven Verbund zu Y-TZP-Keramik ist. Folglich sollte im klinischen Einsatz der Strahldruck bei der Vorbehandlung von Y-TZP-Restaurationen vermindert werden, um die Keramik zu schonen.

Da zu nicht korundgestrahlter Zirkoniumdioxidkeramik kein langfristig stabiler Verbund hergestellt werden konnte, ist davon auszugehen, dass für einen chemischen Verbund eine Aktivierung und Reinigung der Keramik durch Korundstrahlung unerlässlich ist [125].

5.2.2. Einfluss der Primer auf die Verbundfestigkeit

Bei der Gegenüberstellung der verschiedenen Haftvermittler sollte die Frage geklärt werden, ob der Einsatz unterschiedlicher spezieller Phosphatmonomere einen Einfluss auf den Klebeverbund hat. Alloy Primer und Clearfil Ceramic Primer enthalten mit MDP (10-Methacryloyloxydecyl-Dihydrogenphosphat) beide ein derartiges Monomer, für das bereits hohe Langzeithaftverbundwerte zu Zirkoniumdioxid nachgewiesen wurden [1, 10, 55, 56, 116, 120]. Der mit spezifischen reaktiven Gruppen modifizierte Kleber RelyX Unicem und die Konditionierungsflüssigkeit Metal/Zirconia Primer enthalten ähnliche Monomere, die eine chemische Bindung mit Keramikoxiden eingehen können.

Die medianen Verbundfestigkeitswerte der korundgestrahlten (0,5 bar oder 2,5 bar) und mit MDP konditionierten Versuchsgruppen (AL; CC) lagen nach künstlicher Alterung signifikant höher als bei den Gruppen, bei denen Metal/Zirconia Primer (MZ) zur Vorbehandlung verwendet wurde.

Die ungestrahlten Serien (0,0 bar) sowie die Kontrollgruppen, bei denen kein adhäsives Monomer für die Verklebung verwendet wurde (ML00k; ML05k; ML25k), hatten sich dagegen in allen Konfigurationen während des Thermocyclings spontan gelöst. Auffällig war allerdings, dass sich die beiden Gruppen, die mit dem Phosphatmonomer MDP vorbehandelt waren, erst nach einem Zeitraum von 3 bis 4 Monaten, verbunden mit 22.500 - 30.000 TC, gelöst hatten. Im Gegensatz dazu versagten die übrigen Testgruppen nach 1 bis 2 Monaten und maximal 15.000 TC. Diese Beobachtung zeigt, dass MDP langfristig hydrolysestabile Verbindungen zu chemisch reaktiven Zr-OH-Gruppen ausbildet.

Im Rahmen ähnlicher Versuchsdesigns wurden bei der Verwendung eines durch MDP modifizierten Klebers (Panavia 21, Kuraray), durchschnittliche Verbundfestigkeitswerte zu gestrahlter Zirkoniumdioxidkeramik von 35 MPa ermittelt [10, 115, 120, 125]. Die

Untersuchung MDP-haltiger Primer (AL; CC) in dieser Studie bestätigt diese Ergebnisse und lässt den Schluss zu, dass bei deren Verwendung in Kombination mit korundgestrahlter Y-TZP-Keramik von einem langfristig stabilen adhäsiven Verbund ausgegangen werden kann. Die signifikant niedrigeren Verbundfestigkeitswerte des Metal/Zirconia Primers machen deutlich, dass das im Alloy Primer und Clearfil Ceramic Primer enthaltene Phosphatmonomer MDP, stärkere Verbindungen zu chemisch reaktiven Zr-OH-Gruppen ausbildet als das im Metal/Zirconia Primer enthaltene Phosphonsäureacrylat. Das Versagen der gestrahlten als auch ungestrahlten Kontrollgruppen ohne Phosphatmonomer (ML00k; ML05k; ML25k) zeigt, dass ohne Herstellung eines chemischen Verbunds zwischen der Zirkoniumdioxidkeramik und dem Kompositkleber kein stabiler Klebeverbund geschaffen werden kann. Diese Beobachtung bestätigt die Ergebnisse vorangegangener Studien die zeigten, dass ohne Verwendung eines adhäsiven Monomers mittels konventionellem Bis-GMA-Komposit kein langfristig stabiler Verbund zu Zirkoniumdioxidkeramik möglich ist [55, 67, 120].

5.2.3. Einfluss der Kleber auf die Verbundfestigkeit

Multilink Automix und RelyX Unicem erzielten in allen Testkonfigurationen gleichwertige Ergebnisse. Lediglich eine Testgruppe (M25AL150 - R25AL150) wies einen schwachen signifikanten, statistischen Unterschied auf. Da beide jedoch im klinisch akzeptablen Bereich der Verbundwerte lagen, waren sie somit vernachlässigbar.
Ausnahmen bildeten die Kontrollgruppen, in denen kein zusätzlicher Haftvermittler in Form eines Primers verwendet wurde. RelyX Unicem zeigte bei 2,5 bar Strahldruck ohne die Verwendung zusätzlicher Haftvermittler (R25k150) einen langfristig hydrolysestabilen Verbund zu korundgestrahlter Y-TZP-Keramik (32 MPa). Überraschend war, dass bei der Reduzierung des Strahldrucks auf 0,5 bar (R05k150) RelyX Unicem ohne zusätzlichen Primer nach 150 Tagen Lagerung mit Thermocycling klinisch inakzeptable Werte von 13,8 MPa erzielte. Zu nicht korundgestrahlter Keramik (R00k150) konnte langfristig kein stabiler Verbund erzielt werden. Interessant war auch, dass nach Konditionierung durch einen MDP haltigen Primer (AL; CC), die Haftkraft von RelyX Unicem nur bei 0,5 bar Strahldruck, nicht aber bei 2,5 bar signifikant anstieg.
Diese Beobachtung führt zu dem Schluss, dass das Phosphatmonomer in dem selbstadhäsiven Kompositkleber zwar dauerhafte hydrolysestabile chemische Bindungen

zu Y-TZP-Keramik ausbildet, die Qualität dieser jedoch von der Größe der mechanischen Mikroretention abzuhängen scheint.

Die vorliegende Untersuchung bestätigt die Beobachtungen von ERNST [25], dass grundsätzlich ein vereinfachtes, selbstadhäsives Befestigungsmaterial wie RelyX Unicem Retentionswerte erzielen kann, die denen von konventionellen Mehrschritt-Befestigungssystemen gleichwertig sind.

5.2.4. Einfluss der Lagerungsbedingungen auf die Verbundfestigkeit

Bei der Betrachtung der signifikanten Unterschiede zwischen den 3-Tages-Werten und den Werten nach Einfluss der künstlichen Alterung fällt auf, dass mit Ausnahme von drei Gruppen (R05Al, R25Al und R25CC) alle Gruppen statistisch signifikante Reduzierungen der Haftungswerte aufwiesen.

Unter Berücksichtigung der klinischen Relevanz dieser Reduzierungen wird deutlich, dass die medianen Verbundwerte der Gruppen R00AL R05k, R05MZ, ML05MZ, ML25MZ, R05MZ und R25MZ nach 3 Tagen zwar zwischen 29,9 MPa bis 42,5 MPa und somit im klinisch akzeptablen Bereich lagen, jedoch nach künstlicher Alterung sich die Klebung entweder spontan gelöst hatte oder die Verbundwerte im für die klinische Anwendung sehr kritischen Bereich von unter 20 MPa lagen. Bei alleiniger Betrachtung der 3-Tages-Werte könnte die Gefahr bestehen, Konditionierungsmethoden als geeignet zu propagieren, die für die klinische Anwendung als eher kritisch anzusehen sind.

Das starke Abfallen der Gruppen, bei welchen als Haftvermittler Metal/Zirconia Primer (MZ) verwendet wurde, könnte auf das Verhalten des Lösungsmittels im Primer zurückzuführen sein, welches selbst nach 180 sec Wartezeit und anschließendem Trocknen mit leichtem Luftstrom einen viskösen Film auf der Keramikoberfläche hinterließ.

Bei den übrigen Proben, die nach 3 Tagen klinisch akzeptable Verbundwerte lieferten, konnten nach thermaler Wechselbelastung zwar statistisch signifikante Haftkraftreduzierungen nachgewiesen werden, jedoch lagen die Verbundwerte dieser Gruppen im klinisch unbedenklichen Bereich von 20 bis 30 MPa. Die Ergebnisse decken sich mit Untersuchungen anderer Autoren, die belegen, dass es zu erheblichen Haftfestigkeitsverlusten nach Thermocyclingbelastung kommen kann [9, 55, 71, 81, 120, 122].

5.3. Schlussfolgerungen für die Praxis

Das Abstrahlen und somit das Aktivieren und Reinigen ist beim Verkleben von Y-TZP-Keramik, auch bei Verwendung adhäsiver Monomere als obligat zu betrachten. Ohne die Herstellung eines chemischen Verbunds zwischen der Zirkoniumdioxidkeramik und dem Kompositkleber kann kein stabiler, langfristiger Verbund geschaffen werden.

Die Langlebigkeit einer adhäsiven Verbindung ist abhängig von der dauerhaften Hydrolysestabilität der chemischen Bindungen, welche die adhäsiven Monomere nur zur korundgestrahlten Keramik ausbilden.

Eine Erhöhung des Strahldrucks korreliert nicht bei allen Verbundsystemen mit einer Erhöhung der Verbundfestigkeit von Komposit zu Y-TZP-Keramik. Es konnte nachgewiesen werden, dass bei der Verwendung des Monomers MDP bereits ein Strahldruck von 0,5 bar ausreichend für einen guten, dauerhaften adhäsiven Verbund zu Y-TZP-Keramik ist.

Folglich kann für die Praxis festgehalten werden, dass bei Verringerung des Strahldrucks und Verwendung von MDP-haltigen Primern oder Klebern ein guter adhäsiver Verbund erzielt werden kann. Klinisch sollte eine Verringerung des Strahldrucks angestrebt werden, um die Oberflächenbeschädigung der Zirkoniumdioxidkeramik während der Konditionierung zu minimieren.

6. Zusammenfassung

6.1. Zusammenfassung

Das Ziel der vorliegenden Arbeit war es, vergleichend den Einfluss unterschiedlicher Kompositkleber sowie unterschiedlicher Lagerungsbedingungen auf die Verbundfestigkeit des Zirkoniumdioxidkeramik-Kunststoff-Verbundes nach Anwendung kommerzieller und experimenteller Oberflächenkonditionierungsverfahren zu untersuchen.

Hierzu wurden scheibenförmige Probekörper aus teilstabilisierter (Y-TZP) Zirkoniumdioxidkeramik (Cercon, DeguDent, Hanau, Germany) mit einem Durchmesser von 6 mm mit Siliziumcarbidscheiben der Körnung 600 einheitlich plangeschliffen. Anschließend wurden die Klebeflächen der Keramik mit Al_2O_3-Pulver der Korngröße 50 µm entweder bei einem Strahlruck von 0,5 bar (0,05 MPa) oder 2,5 bar (0,25 MPa) unter einem einheitlichen Abstand von 10 mm für 30 sec. abgestrahlt. Einer anschließenden Druckluftreinigung für 20 sec folgte eine 2-minütige Ultraschallbadreinigung in 96%igem Isopropanol. Die Oberflächen einer Gruppe wurden nach dem Polieren nicht korundgestrahlt, sondern lediglich für 20 sec mit einem Dampfdruckgerät gereinigt.

Drei verschiedene Primer, die ein adhäsives funktionelles Phosphatmonomer enthielten, wurden zur Konditionierung der Oberflächen verwendet: Metal/Zirconia Primer (Ivoclar Vivadent, Schaan, Liechtenstein), Alloy Primer (Kuraray, Osaka, Japan) sowie der Clearfil Ceramic Primer (Kuraray), welcher von der Herstellerfirma vor Markteinführung unter dem Code-Namen SCP-100 für die Studie zur Verfügung gestellt wurde. Diese wurden jeweils unmittelbar vor dem Fügen auf die Klebefläche dünn aufgetragen und nach einer Einwirkzeit von 180 sec mit leichtem Luftstrom für 10 sec trockengeblasen.

Maschinell hergestellte und mit dualpolymerisierendem Komposit (MultiCore Flow, Ivoclar Vivadent) gefüllte Acrylglastuben (Innendurchmesser 2,3 mm) wurden entweder mit Multilink Automix oder RelyX Unicem mit den zuvor unterschiedlich konditionierten Keramikscheiben verklebt.

Die Proben jeder Testserie (n=16) wurden randomisiert zwei verschiedenen Zeitserien (n=8) zugeordnet. Eine Zeitserie wurde vor dem Zugbelastungstest 3 Tage lang in 37° warmem Wasser aufbewahrt, die zweite 150 Tage. Die Proben der 150-Tagesserien wurden zusätzlich einer Temperaturwechselbelastung (TWL +5 - +55°C, Verweildauer 30 s, insgesamt 37.500 TC-Zyklen) ausgesetzt. Nach der Lagerung wurden die Proben in einer speziellen, adjustierbaren Abzugsvorrichtung fixiert und mit einer

Universalprüfmaschine (Zwick Z010/TN2A, Ulm) bei einer Vorschubgeschwindigkeit von 2 mm/min bis zum Bruch belastet.

Die statistische Auswertung der Daten erfolgte bei normalverteilten Stichproben mit zwei Parametern durch Paarvergleiche über t-Tests. Waren mehr als zwei Parameter vorhanden, wurde zuerst als allgemeiner Test eine einfaktorielle Varianzanalyse (ANOVA, F-Test) durchgeführt, um Signifikanzen innerhalb der Gruppe aufzudecken. Waren diese gegeben, folgten Post-Hoc-Tests nach Scheffé. Zeigte eine der Gruppen einer Testkombination eine signifikante Abweichung von der Normalverteilungsannahme, wurden nichtparametrische Wilcoxon-Rangsummen-Tests korrigiert nach der Bonferroni-Holm-Methode angewandt. Wenn bei Paarvergleichen beide Gruppen Nullwerte enthielten, wurden sie nicht getestet. Bei allen Tests wurde das Signifikanzniveau auf 5% festgelegt.

Bei der Verwendung des Phosphatmonomers MDP im Klebesystem konnten nach 150 Tagen sowohl bei 0,5 bar als auch bei 2,5 bar Strahldruck mit beiden Klebern klinisch akzeptable Verbundfestigkeitswerte erzielt werden. Ein anderes Phosphatmonomer ergab bei gleichen Bedingungen signifikant schlechtere Verbundwerte. Die Verklebungen zu ungestrahlter Keramik versagten unabhängig von dem verwendetem Kleber und Phosphatmonomer. Der mit einem aktiven Phosphatmonomer modifizierte Kleber RelyX Unicem erzielte bei 2,5 bar ohne zusätzlichen Primer akzeptable Verbundwerte.

Aus den Ergebnissen kann gefolgt werden, dass das Korundstrahlen der Klebeflächen adhäsiv befestigter Zirkoniumdioxidrestaurationen bei heutigen Verbundsystemen als obligat zu betrachten ist. Trotz Verringerung des Strahldrucks kann bei Verwendung von MDP-haltigen Primern ein guter adhäsiver Verbund zu Zirkoniumdioxidkeramik erzielt werden. Klinisch sollte eine Verringerung des Strahldrucks angestrebt werden, um die Oberflächenbeschädigung der Zirkoniumdioxidkeramik während der Konditionierung zu minimieren.

6.2. Summary

The purpose of this in-vitro study was to evaluate the influence of the surface conditioning parameters on the bond strength to zirconia ceramic.

Zirconia ceramic disks were made of Cercon ceramic (Degudent, FRG) and polished down to 600 grit with abrasive paper. Plexiglas tubes (inner diameter 3.2 mm) filled with resin MultiCore Flow (Ivoclar-Vivadent, FL) were bonded with composite luting resin (Multilink Automix, Ivoclar-Vivadent, FL) to the zirconia disks. Three surface conditions (unconditioned, air-born particle abrasion at 0.05 MPa, air-born particle abrasion at 0.25 MPa) and four priming conditions (no priming, priming with Metal/Zirconia Primer (Ivoclar-Vivadent), priming with Alloy Primer (Kuraray), priming with Clearfil Ceramic Primer (Kuraray) were tested.

Sixteen specimens of each combination were bonded. Subgroups of eight bonded samples were stored either for 3 days in water (37°C) or 150 days with 37,500 thermal cycles between +5 - +55°C. Tensile bond strengths (TBS) were determined with a universal testing machine (Z010/024, Zwick, FRG) at a crosshead speed of 2 mm/min using a chain loop alignment which provided a momentfree axial application.

Statistical analysis was performed for normally distributed groups with two parameters by pair-wise comparisons using t-tests. If there were more than two parameters, firstly as generell test a one-way analyse of variance was used (ANOVA, F-test) to detect significant differences between the group. Post-hoc-tests according to Scheffé followed if there were significant differences. Not normally distributed groups were tested with the Wilcoxon rank sum test adjusted according to Bonferroni-Holm. Pair-wise comparisons with zero values in both groups were not done. The significance level was set at 5% for all tests.

The use of MDP in the bonding system resulted with both composite resins after 150 days in long-term high bond strength values to air-abraded zirconia ceramic independent of blasting pressure. Significantly lower bond strength resulted under the same conditions when using an alternative phosphoric monomer. All specimens bonded to polished and not air-abraded zirconia ceramic and all control groups without the use of adhesive monomers debonded spontaneously during water storage. The adhesive monomer containing composite RelyX Unicem showed without the additional use of a primer after 150 days durable bond strength to 0.25 MPa air-abraded zirconia ceramic. Air-born particle abrasion and priming improved TBS to zirconia ceramic, while reduction of air-pressure in combination with MDP had no significant effect.

Based on these results it can be concluded that when using luting resins without adhesive monomer the combination of air-abrasion and priming is necessary to achieve durable long-term bonding to dental zirconia ceramic. In order to minimize surface damage of zirconia ceramic reduced blasting pressure can be used without compromising the bond strength.

7. Literaturverzeichnis

1. *Aboushelib, M.N., Kleverlaan, C.J., Feilzer, A.J.:* Selective infiltration-etching technique for a strong and durable bond of resin cements to zirconia-based materials. J Prosthet Dent 98, 379-388 (2007).

2. *Andersson, M., Odén, A.:* A new all-ceramic crown. A dense sintered, high purity aluminia coping with porcelain. Acta Odontol Scand 51, 59-64 (1993).

3. *Bailey, L.F., Bennett, R.J.:* DICOR surface treatments for enhanced bonding. J Dent Res 67, 925-931 (1988).

4. *Bertolotti, R.L., Lacy, A.M., Watanabe, L.G.:* Adhesive monomers for porcelain repair. Int J Prosthodont 2, 483-489 (1989).

5. *Beuer, F., Fick, K., Erdelt, J.K., Gernet, W.:* Marginale und innere Passung von CAM-gefrästen Zirkoniumdioxid-Einzelkronengerüsten bei unterschiedlichen Präparationswinkeln. Dtsch Zahnärztl Z 58, 517-521 (2003).

6. *Bieniek, K.W., Spiekermann, H.:* Innovative vollkeramische Kronen- und Brückensysteme- Eine kritische Bewertung (I). Quintessenz 44, 529-542 (1993).

7. *Bindl, A., Mormann, W.H.:* An up to 5-year clinical evaluation of posterior In-ceram CAD/CAM core crowns. Int J Prosthodont 15, 451-456 (2002).

8. *Blatz, M.B.:* Cementation of porcelain restorations. Pract Proced Aesthet Dent 14, 616-616 (2002).

9. *Blatz, M.B., Sadan, A., Kern, M.:* Adhäsive Befestigung silikatkeramischer Restaurationen. Quintessenz 53, 827-835 (2002).

10. *Blatz, M.B., Sadan, A., Kern, M.:* Resin-ceramic bonding: a review of the literature. J Prosthet Dent 89, 268-274 (2003).

11. *Blatz, M.B., Sadan, A., Maltezos, C., Blatz, U., Mercante, D., Burgess, J.O.:* In vitro durability of the resin bond to feldspathic ceramics. Am J Dent 17, 169-172 (2004).

12. *Blatz, M.B., Sadan, A., Martin, J., Lang, B.:* In vitro evaluation of shear bond strengths of resin to densely-sintered high-purity zirconium-oxide ceramic after long-term storage and thermal cycling. J Prosthet Dent 91, 356-362 (2004).

13. *Blatz, M.B., Chiche, G., Holst, S., Sadan, A.:* Influence of surface treatment and simulated aging on bond strengths of luting agents to zirconia. Quintessence Int 38, 745-753 (2007).

14. *Boehm, R.F.:* Thermal environment of teeth during open-mouth respiration. J Dent Res 51, 75-78 (1972).

15. *Brauner, J.:* Klinische Bewertung von Kronen und Brücken aus Lithium-Disilikat-Glaskeramik. Zahnmed Diss, Universität Aachen 2003.

16. *Cales, B., Stefani, Y., Lilley, E.:* Long-term in vivo and in vitro aging of a zirconia ceramic used in orthopaedy. J Biomed Mater Res 28, 619-624 (1994).

17. *Christel, P., Meunier, A., Heller, M., Torre, J.P., Peille, C.N.:* Mechanical properties and short-term in-vivo evaluation of yttrium-oxide-partially-stabilized zirconia. J Biomed Mater Res 23, 45-61 (1989).

18. *Clauss, C.:* Vollkeramischer Zahnersatz auf Basis von gefrästem Zirkonoxid. ZMK 6, 436-442 (2002).

19. *DeguDent GmbH:* Cercon - Die Perfektion im Auge. DeguDent GmbH, Hanau 2005.

20. *Della Bona, A., Anusavice, K.J., Hood, J.A.:* Effect of ceramic surface treatment on tensile bond strength to a resin cement. Int J Prosthodont 15, 248-253 (2002).

21. *DIN-Taschenbuch:* DIN 53288 Prüfung von Metallklebstoffen und Metallklebungen: Zugversuch Kunststoffe. 1. Auflage. Beuth Verlag, Berlin 1980.

22. *Ebert, A., Hedderich, J., Kern, M.:* Retention of zirconia ceramic copings bonded to titanium abutments. Int J Oral Maxillofac Implants 22, 921-927 (2007).

23. *Edelhoff, D., Marx, R.:* Adhäsion zwischen Vollkeramik und Befestigungskomposit nach unterschiedlicher Oberflächenvorbehandlung. Dtsch Zahnärztl Z 50, 112-117 (1995).

24. *Edelhoff, D., Horstkemper, T., Richter, E.J., Spiekermann, H., Yildirim, M.:* Adhäsiv und konventionell befestigte Empress 1-Kronen - Klinische Befunde nach vierjähriger Liegedauer. Dtsch Zahnärztl Z 55, 326-330 (2000).

25. *Ernst, C.P., Aksoy, E., Stender, E., Willershausen, B.:* Die Retentionskraft von Zirkonoxidkronen nach Langzeitwasserlagerung. Aesthetische Zahnmed 1, 36-45 (2007).

26. *Eschbach, S., Ebert, A., Hedderich, J., Kern, M.:* Retention von geklebten Zirkonoxidkeramikhülsen auf Titanimplantatpfosten. Implantol 15, 417-426 (2007).

27. *Espe:* Rocatec Verbundsystem. 3M Espe, Seefeld 2001.

28. *Fischer, H., Weinzierl, p., Weber, M., Marx, R.:* Bearbeitungsinduzierte Schädigung von Dentalkeramik. Dtsch Zahnarztl Z 54, 484-488 (1999).

29. *Fischer, H., Weber, M., Marx, R.:* Lifetime prediction of all-ceramic bridges by computational methods. J Dent Res 82, 238-242 (2003).

30. *Fischer, J., Krämer, V., Kappert, H.F.:* Qualitative Untersuchungen zur Oberflächenkristallisation dentaler Glaskeramik (Dicor). Dtsch Zahnärztl Z 44, 891-893 (1989).

31. *Gale, M.S., Darvell, B.W.:* Thermal cycling procedures for laboratory testing of dental restorations. J Dent 27, 89-99 (1999).

32. *Guazzato, M., Albakry, M., Swain, M.V., Ironside, J.:* Mechanical properties of In-Ceram Alumina and In-Ceram Zirconia. Int J Prosthodont 15, 339-346 (2002).

33. *Guazzato, M., Albakry, M., Quach, L., Swain, M.V.:* Influence of grinding, sandblasting, polishing and heat treatment on the flexural strength of a glass-infiltrated alumina-reinforced dental ceramic. Biomater 25, 2153-2160 (2004).

34. *Hannink, R.H.J., Kelly, P.M., Muddle, B.C.:* Transformation toughning in zirconia containing ceramics. J Am Ceram Soc 83, 461-487 (2000).

35. *Hartwig, C.A.:* Haftung einer Lithiumdisilikat-Keramik an verschiedenen Oberflächen vor und nach thermozyklischer Belastung. Zahnmed Diss, Universität Berlin 2007.

36. *Helmer, J.D., Driskell, T.D.:* Research on Bioceramics. In: Symposium on use of ceramics as surgical implants, Clemson University, South Carolina 1969

37. *Hickel, R.:* Moderne Füllungswerkstoffe. Dtsch Zahnärztl Z 52, 572-585 (1997).

38. *Hickel, R.:* Moderne Füllungswerkstoffe. Stellungnahme DGZ (2000).

39. *Hobo, S., Iwata, T.:* Gussfähiges Apatit: Ein neues biokompatibles Material für Zahnersatz I. Quintessenz 37, 1865-1875 (1986).

40. *Hüls, A.:* Vollkeramischer Zahnersatz aus In-Ceram. Vita Zahnfabrik, Bad Säckingen 1995.

41. *Hummel, M., Wegner, S.M., et al.:* Long-Term resin bond strenghth to Procera ceramic. J Dent Res 81, A-35, Abstr. No 0052 (2002).

42. *Ivoclar-Vivadent:* IPS Empress 2 - Wissenschaftliche Dokumentation. Ivoclar-Vivadent, Schaan, Liechtenstein 1999.

43. *Ivoclar-Vivadent:* Verarbeitungsanleitung IPS e.max.Press. Ivoclar-Vivadent, Schaan, Liechtenstein 2005.

44. *Jackson, M.C.:* Restoration of posterior implants using a new ceramic material. J Dent Technol 16, 19-22 (1999).

45. *Janda, R.:* Befestigungsmaterialien für konventionelle und adhäsive Techniken. Der freie Zahnarzt 40, 50-59 (1996).

46. *Kappert, H., Schwickerath, H., Veiel, S., Bregazzi, J.:* Zur Korrosionsfestigkeit aufbrennfähiger Edelmetallegierungen. Dtsch Zahnärztl Z 49, 716-721 (1994).

47. *Kappert, H., Knipp, U., Wehrstein, A., Kmitta, M., Knipp, J.:* Festigkeit von Zirkonoxid-verstärkten Vollkeramikbrücken aus In-Ceram. Dtsch Zahnärztl Z 50, 683-685 (1995).

48. *Kappert, H.F.:* Vollkeramik: Werkstoffkunde–Zahntechnik–klinische Erfahrung. In: *H.W. Hennicke, S.K.* (Hrsg.): Nichtmetallisch-anorganische Werkstoffe im Dentalbereich. Quintessenz, Berlin 1996, S. 19-41.

49. *Katz, F.:* Literaturübersicht über Zirkoniumdioxid in der Zahnmedizin und Bruchbelastbarkeit am Beispiel von Sot-Inlay Brückengerüsten. Zahnmed Diss, Universität Freiburg 2007.

50. *Kern, M., Strub, J.R.:* Klinische Anwendung und Bewährung von Adhäsivbrücken aus der Aluminiumoxidkeramik In-Ceram. Dtsch Zahnärztl Z 47, 532-535 (1992).

51. *Kern, M., Thompson, V.P.:* Sandblasting and silica-coating of dental alloys: volume loss, morphology and changes in the surface composition. Dent Mater 9, 151-161 (1993).

52. *Kern, M., Thompson, V.P.:* Eine einfache Versuchsanordnung zur universellen Prüfung des Klebeverbundes im axialen Zugtest. Dtsch Zahnärztl Z 48, 769-772 (1993).

53. *Kern, M., Thompson, V.P.:* Sandblasting and silica-coating of a glass-infiltrated alumina ceramic: volume loss, morphology, and changes in the surface composition. J Prosthet Dent 71, 453-461 (1994).

54. *Kern, M., Strub, J.R.:* Bonding to alumina ceramic in restorative dentistry: clinical results over up to 5 years. J Dent 26, 245-249 (1998).

55. *Kern, M., Wegner, S.M.:* Bonding to zirconia ceramic: adhesion methods and their durability. Dent Mater 14, 64-71 (1998).

56. *Kern, M.:* Bond strength of luting cements to zirconium oxide ceramics. Int J Prosthodont 13, 350 (2000).

57. *Klink, A.:* CAD/CAM Restaurationen aus Zirkoniumdioxid. ZMK 22, 268-276 (2006).

58. *Klosa, K.:* Untersuchung zur Klebeverbundfestigkeit einer neuen Presskeramik nach Kontamination und Reinigung. Zahnmed Diss, Universität Kiel 2007.

59. *Körber, K., Ludwig, K.:* Zahnärztliche Werkstoffkunde und Technologie. 2. Auflage. Georg Thieme Verlag, Stuttgart 1993.

60. *Kosmac, T., Oblak, C., Jevnikar, P., Funduk, N., Marion, L.:* The effect of surface grinding and sandblasting on flexural strength and reliability of Y-TZP zirconia ceramic. Dent Mater 15, 426-433 (1999).

61. *Kramer, N., Lohbauer, U., Frankenberger, R.:* Adhesive luting of indirect restorations. Am J Dent 13, 60D-76D (2000).

62. *Kunzelmann, K.H., Pospiech, P., Mehl, A., Frankenberger, R., Reiss, B., Wiedhahn, W., Kern, M.:* Vollkeramik auf einen Blick. 2. Auflage. Arbeitsgemeinschaft für Keramik in der Zahnheilkunde e.V., Ettlingen 2006.

63. *Longman, C.M., Pearson, C.J.:* Variation in temperature of the oral cavity during the imbibition of hot and cold fluids. J Dent Res 63, 521 (1984).

64. *Luthardt, R., Herold, V., Sandkuhl, O., Reitz, B., Knaak, J., Lenz, E.:* Kronen aus Hochleistungskeramik. Zirkondioxid-Keramik, ein neuer Werkstoff in der Kronenprothetik. Dtsch Zahnärztl Z 53, 280-285 (1998).

65. *Luthardt, R.G., Sandkuhl, O., Reitz, B.:* Zirconia-TZP and alumina--advanced technologies for the manufacturing of single crowns. Eur J Prosthodont Restor Dent 7, 113-119 (1999).

66. *Luthardt, R.G., Holzhuter, M., Sandkuhl, O., Herold, V., Schnapp, J.D., Kuhlisch, E., Walter, M.:* Reliability and properties of ground Y-TZP-zirconia ceramics. J Dent Res 81, 487-491 (2002).

67. *Lüthy, H., Loeffel, O., Hammerle, C.H.:* Effect of thermocycling on bond strength of luting cements to zirconia ceramic. Dent Mater 22, 195-200 (2006).

68. *Marx, R.:* Moderne keramische Werkstoffe für ästhetische Restaurationen - Verstärkung und Bruchzähigkeit. Dtsch Zahnärztl Z 48, 229-236 (1993).

69. *Marx, R., Fischer, H., Weber, M., Jungwirth, F.:* Rissparameter und Weibullmodule: unterkritisches Risswachstum und Langzeitfestigkeit vollkeramischer Materialien. Dtsch Zahnärztl Z 56, 90-98 (2001).

70. *Marx, R., Jungwirth, F., Walter, P.:* Ist unterkritisches Risswachstum in vollkeramischen Restaurationen vermeidbar und somit quasi-metallisches Festigkeitsverhalten möglich? Dtsch Zahnärztl Z 60, 258-258 (2005).

71. *Matinlinna, J.P., Lassila, L.V., Vallittu, P.K.:* Pilot evaluation of resin composite cement adhesion to zirconia using a novel silane system. Acta Odontol Scand 65, 44-51 (2007).

72. *McLean, J.W., Hughes, T.H.:* The reinforcement of dental porcelain with ceramic oxides. Br Dent J 119, 251-267 (1965).

73. *Meier, M., Richter, E.-J., Küpper, H., Spiekermann, H.:* Klinische Befunde bei Kronen aus Dicor-Glaskeramik. Dtsch Zahnärztl Z 47, 610-614 (1992).

74. *Musil, R., Tiller, H.J.:* Das Silicoater-Verfahren nach fünfjähriger klinischer Sicht. Zahnärztl Prax 40, 124-128 (1989).

75. *Nothdurft, F.:* Werkstoffkundliche und klinische Untersuchungen zu vollkeramischen Stiftaufbauten. Zahnmed Diss, Universität München 2000.

76. *Oh, W.S., Shen, C.:* Effect of surface topography on the bond strength of a composite to three different types of ceramic. J Prosthet Dent 90, 241-246 (2003).

77. *Özcan, M., Vallittu, P.K.:* Effect of surface conditioning methods on the bond strength of luting cement to ceramics. Dent Mater 19, 725-731 (2003).

78. *Özcan, M., Nijhuis, H., Valandro, L.F.:* Effect of various surface conditioning methods on the adhesion of dual-cure resin cement with MDP functional monomer to zirconia after thermal aging. Dent Mater 27, 99-104 (2008).

79. *Palmer, D.S., Barco, M.T., Billy, E.J.:* Temperature extremes produced orally by hot and cold liquids. J Prosthet Dent 67, 325-327 (1992).

80. *Pfeiffer, P., Marx, R.:* Temperaturbelastung von Adhäsivbrücken und ihre Auswirkung auf die Verbundfestigkeit der Klebeverbindung. Schweiz Monatsschr Zahnmed 99, 782-786 (1989).

81. *Phark, J.H., Duarte, S., Jr., Blatz, M., Sadan, A.:* An in vitro evaluation of the long-term resin bond to a new densely sintered high-purity zirconium-oxide ceramic surface. J Prosthet Dent 101, 29-38 (2009).

82. *Piwowarczyk, A., Ottl, P., Lindemann, K., Zipprich, H., R., B., Lauer, H.:* Langzeit-Haftverbund zwischen Befestigungszementen und keramischen Werkstoffen. Dtsch Zahnärztl Z 60, 314-320 (2004).

83. *Pröbster, L.:* Klinische Langzeiterfahrungen mit vollkeramischen Kronen aus In-Ceram. Quintessenz 48, 1639-1646 (1997).

84. *Pröbster, L., Groter, M.:* Leitfaden für vollkeramische Restaurationen in der zahnärztlichen Praxis. Vita Zahnfabrik, Bad Säckingen 2005.

85. *Quaas, A.C., Heide, S., Freitag, S., Kern, M.:* Influence of metal cleaning methods on the resin bond strength to NiCr alloy. Dent Mater 21, 192-200 (2005).

86. *Quaas, A.C., Yang, B., Kern, M.:* Panavia F 2.0 bonding to contaminated zirconia ceramic after different cleaning procedures. Dent Mater 23, 506-512 (2007).

87. *Re, D., Augusti, D., Sailer, I., Spreafico, D., Cerutti, A.:* The Effect of Surface Treatment on the Adhesion of Resin Cements to Y-TZP. Eur J Esthetic Dent 3, 186-196 (2008).

88. *Reuling, N., Siebert, G.K.:* Keramische Werkstoffe - Entwicklungsstand und Bedeutung in der restaurativen Zahnheilkunde. Zahnärztl Welt 12, 1139-1146 (1987).

89. *Rheinbeger, V.:* Materialtechnologie und Eigenschaften einer neuen Lithiumdisilicat Glaskeramik. Zahnärztl Welt 108, 214-217 (1999).

90. *Rieger, W.:* Aluminium- und Zirkonoxidkeramik in der Medizin. Industrie Diamanten Rundschau 2, 116-120 (1993).

91. *Rinke, S., Jenatschke, R.:* Neue Perspektiven in der Anwendung vollkeramischer Seitenzahnrestaurationen auf Zirkonoxidbasis. Quintessenz 50, 527-538 (2001).

92. *Sachs, L.:* Angewandte Statistik. 7. Auflage. Springer, Berlin, Heidelberg 1992.

93. *Schaffner, H., Behneke, N., Müller, F., Scheller, H.:* Klinische Untersuchungen zur Versorgung mit Procera AllCeram-Kronen auf natürlichen Zähnen und Implantaten. Dtsch Zahnärztl Z 59, 17-22 (2004).

94. *Schnapp, J.D.K., G.:* Technische Keramiken - eine Übersicht in: Bearbeitung, Fügen und Prüfen von Keramik. Auflage. DVS Verlag, Jena 1990.

95. *Schneemann, P.:* Belastbarkeit viergliedriger Seitenzahnbrücken aus hochfester Strukturkeramik. Zahnmed Diss, Universität Hannover 2006.

96. *Schwebke, K.:* Untersuchungen zum Haftverbund dreier vollkeramischer Systeme. Med Diss, Universität Berlin 2002.

97. *Schweiger, M., Höland, W., Frank, M., Drescher, H., Rheinberger, V.:* IPS Empress 2: A new pressable high-strength glass-ceramic for esthetic all-ceramic restorations. Quintessence J Dent Technol 22, 143-151 (1999).

98. *Sorensen, J.A., Kang, S.K., Torres, T.J., Knode, H.:* In-Ceram fixed partial dentures: three-year clinical trial results. J Calif Dent Assoc 26, 207-214 (1998).

99. *Sorensen, J.A., Cruz, M., Mito, W.T., Raffeiner, O., Meredith, H.R., Foser, H.P.:* A clinical investigation on three-unit fixed partial dentures fabricated with a lithium disilicate glass-ceramic. Pract Periodontics Aesthet Dent 11, 95-106; quiz 108 (1999).

100. *Stangel, I., Nathanson, D., Hsu, C.S.:* Shear strength of the composite bond to etched porcelain. J Dent Res 66, 1460-1465 (1987).

101. *Stevens, R.:* Zirconia and Zirconia Ceramics. An introduction to zirconia. Magnesium Electron Ltd 13-34 (1986).

102. *Strub, J.R., Beschnidt, S.M.:* Fracture strength of 5 different all-ceramic crown systems. Int J Prosthodont 11, 602-609 (1998).

103. *Strub, J.R., Türp, J.C., Witkowski, S., Hürzeler, M.B., Kern, M.:* Curriculum Prothetik II. Artikulatoren - Ästhetik - Werkstoffkunde - Festsitzende Prothetik. 3. Auflage. Quintessenz, Berlin 2005.

104. *Sun, R., Suansuwan, N., Kilpatrick, N., Swain, M.:* Characterisation of tribochemically assisted bonding of composite resin to porcelain and metal. J Dent 28, 441-445 (2000).

105. *Tanaka, R., Fujishima, A., Shibata, Y., Manabe, A., Miyazaki, T.:* Cooperation of phosphate monomer and silica modification on zirconia. J Dent Res 87, 666-670 (2008).

106. *Tietz, H.D.:* Technische Keramik. 1. Auflage. VDI, Düsseldorf 1994.

107. *Tiller, H.-J., Göbel, R., Magnus, B., Musil, R., Garschke, A., Lockowandt, P., Odén, A.:* Der Sandstrahlprozeß und seine Einwirkung auf den Oberflächenzustand von Dentallegierungen (II). Quintessenz 36, 2151-2158 (1985).

108. *Tinschert, J., Natt, G., Doose, B., Fischer, H., Marx, R.:* Seitenzahnbrücken aus hochfester Strukturkeramik. Dtsch Zahnärztl Z 54, 545-550 (1999).

109. *Tinschert, J., Schimmang, A., Fischer, H., Marx, R.:* Belastbarkeit von zirkonoxidverstärkter In-Ceram-Alumina-Keramik. Dtsch Zahnärztl Z 54, 695-699 (1999).

110. *Tinschert, J., Natt, G., Spiekermann, H.:* Aktuelle Standortbestimmung von Dentalkeramiken. Dent Prax 18, 293-309 (2001).

111. *Tinschert, J., Natt, G.:* Oxidkeramiken und CAD/CAM-Technologien: Atlas für Klinik, Labortechnik und Werkstoffkunde. 1. Auflage. Deutscher Ärzteverlag, Köln 2007.

112. *Toksavul, S., Turkun, M., Toman, M.:* Esthetic enhancement of ceramic crowns with zirconia dowels and cores: a clinical report. J Prosthet Dent 92, 116-119 (2004).

113. *Uo, M., Sjogren, G., Sundh, A., Goto, M., Watari, F., Bergman, M.:* Effect of surface condition of dental zirconia ceramic (Denzir) on bonding. Dent Mater 25, 626-631 (2006).

114. *Valandro, L.F., Della Bona, A., Antonio Bottino, M., Neisser, M.P.:* The effect of ceramic surface treatment on bonding to densely sintered alumina ceramic. J Prosthet Dent 93, 253-259. (2005).

115. *Wegner, S.M., Kern, M.:* Long-term resin bond strength to zirconia ceramic. J Adhes Dent 2, 139-147 (2000).

116. *Wegner, S.M., Gerdes, W., Kern, M.:* Effect of different artificial aging conditions on ceramic-composite bond strength. Int J Prosthodont 15, 267-272 (2002).

117. *Wirz, J.:* Schädigung des Parodontes durch zahnärztliche Werkstoffe. Zahnärztl Welt 102, 146–162 (1993).

118. *Wohlwend, A.:* Verfahren und Ofen zur Herstellung von Zahnersatzteilen. Europäisches Patent 0 231 773 (1987).

119. *Wohlwend, A., Schärer, P.:* Die Empress-Technik. Ein neues Verfahren zur Herstellung von vollkeramischen Kronen, Inlays und Facetten. Quintessenz Zahntech 16, 966-978 (1990).

120. *Wolfart, M., Lehmann, F., Wolfart, S., Kern, M.:* Durability of the resin bond strength to zirconia ceramic after using different surface conditioning methods. Dent Mater 23, 45-50 (2007).

121. *Wolfart, S., Bohlsen, F., Wegner, S.M., Kern, M.:* A preliminary prospective evaluation of all-ceramic crown-retained and inlay-retained fixed partial dentures. Int J Prosthodont 18, 497-505 (2005).

122. *Yang, B., Ludwig, K., Adelung, R., Kern, M.:* Micro-tensile bond strength of three luting resins to human regional dentin. Dent Mater 22, 45-56 (2006).

123. *Yang, B., Scharnberg, M., Wolfart, S., Quaas, A.C., Ludwig, K., Adelung, R., Kern, M.:* Influence of contamination on bonding to zirconia ceramic. J Biomed Mater Res B Appl Biomater 81, 283-290 (2007).

124. *Yang, B., Wolfart, S., Ludwig, K., Kern, M.:* Effect of surface treatments on bonding durability to zirconia ceramic. J Dent Res 86, Abstr No 1378 (2007).

125. *Yang, B., Wolfart, S., Scharnberg, M., Ludwig, K., Adelung, R., Kern, M.:* Influence of contamination on zirconia ceramic bonding. J Dent Res 86, 749-753 (2007).

126. *Yang, B., Lange-Jansen, H.C., Scharnberg, M., Wolfart, S., Ludwig, K., Adelung, R., Kern, M.:* Influence of saliva contamination on zirconia ceramic bonding. Dent Mater 24, 508-513 (2008).

127. *Yildirim, M., Edelhoff, D., Hanisch, O., Spiekermann, H.:* Ceramic abutments - a new era in achieving optimal esthetics in implant dentistry. Int J Periodontics Restorative Dent 20, 81-91 (2000).

128. *Yoshida, K., Tsuo, Y., Atsuta, M.:* Bonding of dual-cured resin cement to zirconia ceramic using phosphate acid ester monomer and zirconate coupler. J Biomed Mater Res B Appl Biomater 77, 28-33 (2006).

129. *Yoshida, K., Tsuo, Y., Meng, X., Atsuta, M.:* Mechanical properties of dual-cured resin luting agents for ceramic restoration. J Prosthodont 16, 370-376 (2007).

130. *Zhang, Y., Lawn, B.R., Rekow, E.D., Thompson, V.P.:* Effect of sandblasting on the longterm performance of dental ceramics. J Biomed Mater Res 71B, 381-386 (2004).

131. *Zhang, Y., Lawn, B.R., Malament, K.A., Thompson, V.P., Rekow, E.D.:* Damage accumulation and fatigue life of particle-abraded ceramics. Int J Prosthodont 19, 442-448 (2006).

8. Tabellenanhang

Die nachfolgenden Tabellen 11-14 zeigen sowohl die oberflächenbezogenen Einzelverbundwerte (N/mm^2) aus den Zugversuchen der mit Multilink Automix verklebten Gruppen ohne Korundstrahlung ($\triangleq$ 0 bar Strahldruck), als auch die prozentuale Verteilung kohäsiver/adhäsiver Bruch (AB/KB) aus den lichtmikroskopischen Bruchflächenanalysen.

Gruppe: M00k003 kein Primer & Multilink Automix 003 Tage					Gruppe: M00k150 kein Primer & Multilink Automix 150 Tage				
[Nr.]	[N]	[N/mm²]	%-Bruchverteilung		[Nr.]	[N]	[N/mm²]	%-Bruchverteilung	
			AB	KB				AB	KB
1	0,0	0,0	100	0	1	0,0	0,0	100	0
2	0,0	0,0	100	0	2	0,0	0,0	100	0
3	0,0	0,0	100	0	3	0,0	0,0	100	0
4	0,0	0,0	100	0	4	0,0	0,0	100	0
5	0,0	0,0	100	0	5	0,0	0,0	100	0
6	0,0	0,0	100	0	6	0,0	0,0	100	0
7	0,0	0,0	100	0	7	0,0	0,0	100	0
8	0,0	0,0	100	0	8	0,0	0,0	100	0

Tabelle 17: *Einzelverbundwerte der Gruppe M00k aus den axialen Zugversuchen*

Tabelle 18: *Einzelverbundwerte der Gruppe M00MZ aus den axialen Zugversuchen*

Gruppe: M00MZ003 Metal Zirconia Primer & Multilink Automix 003 Tage					Gruppe: M00MZ150 Metal Zirconia Primer & Multilink Automix 150 Tage				
[Nr.]	[N]	[N/mm²]	%-Bruchverteilung		[Nr.]	[N]	[N/mm²]	%-Bruchverteilung	
			AB	KB				AB	KB
1	89,4	11,1	100	0	1	0,0	0,0	100	0
2	50,7	6,3	100	0	2	0,0	0,0	100	0
3	126,1	15,7	71	29	3	0,0	0,0	100	0
4	63,6	7,9	100	0	4	0,0	0,0	100	0
5	42,4	5,3	100	0	5	0,0	0,0	100	0
6	127,6	15,9	100	0	6	0,0	0,0	100	0
7	65,7	8,2	100	0	7	0,0	0,0	100	0
8	60,5	7,5	95	5	8	0,0	0,0	100	0

Tabelle 19: Einzelverbundwerte der Gruppe M00AL aus den axialen Zugversuchen

Gruppe: M00AL003 Druck: 0,0 bar Alloy & Multilink Automix 003 Tage					Gruppe: M00AL150 Druck: 0,0 bar Alloy & Multilink Automix 150 Tage				
[Nr.]	[N]	[N/mm²]	%-Bruchverteilung		[Nr.]	[N]	[N/mm²]	%-Bruchverteilung	
			AB	KB				AB	KB
1	125,4	15,6	24	76	1	0,0	0,0	100	0
2	195,4	24,3	31	69	2	0,0	0,0	100	0
3	156,6	19,5	55	45	3	0,0	0,0	100	0
4	127,4	15,8	71	29	4	0,0	0,0	100	0
5	110,7	13,8	21	79	5	0,0	0,0	100	0
6	163,9	20,4	37	63	6	0,0	0,0	100	0
7	132,7	16,5	100	0	7	0,0	0,0	100	0
8	152,6	19,0	3	98	8	0,0	0,0	100	0

Tabelle 20: Einzelverbundwerte der Gruppe M00CC aus den axialen Zugversuchen

Gruppe: M00CC003 Druck: 0,0 bar Clearfil Ceramic Primer & Multilink Automix 003 Tage					Gruppe: M00CC150 Druck: 0,0 bar Clearfil Ceramic Primer & Multilink Automix 150 Tage				
[Nr.]	[N]	[N/mm²]	%-Bruchverteilung		[Nr.]	[N]	[N/mm²]	%-Bruchverteilung	
			AB	KB				AB	KB
1	191,6	23,8	24	76	1	0,0	0,0	100	0
2	221,1	27,5	38	62	2	0,0	0,0	100	0
3	142,7	17,7	24	76	3	0,0	0,0	100	0
4	196,7	24,5	41	59	4	0,0	0,0	100	0
5	142,0	17,7	29	71	5	0,0	0,0	100	0
6	249,9	31,1	19	81	6	0,0	0,0	100	0
7	250,6	31,2	69	32	7	0,0	0,0	100	0
8	172,7	21,5	47	53	8	0,0	0,0	100	0

Die nachfolgenden Tabellen 15-18 zeigen sowohl die oberflächenbezogenen Einzelverbundwerte (N/mm^2) aus den Zugversuchen der mit Multilink Automix verklebten Gruppen bei 0,5 bar Strahldruck, als auch die prozentuale Verteilung kohäsiver/adhäsiver Bruch (AB/KB) aus den lichtmikroskopischen Bruchflächenanalysen.

Tabelle 21: Einzelverbundwerte der Gruppe M05k aus den axialen Zugversuchen

Gruppe: M05k003 Druck: 0,5 bar kein Primer & Multilink Automix 003 Tage					Gruppe: M05k150 Druck: 0,5 bar kein Primer & Multilink Automix 150 Tage				
[Nr.]	[N]	[N/mm²]	%-Bruchverteilung		[Nr.]	[N]	[N/mm²]	%-Bruchverteilung	
			AB	KB				AB	KB
1	172,5	21,4	100	0	1	0,0	0,0	100	0
2	128,1	15,9	100	0	2	0,0	0,0	100	0
3	91,0	11,3	100	0	3	0,0	0,0	100	0
4	149,6	18,6	63	37	4	0,0	0,0	100	0
5	120,6	15,0	71	29	5	0,0	0,0	100	0
6	160,7	20,0	9	91	6	0,0	0,0	100	0
7	0,0	0,0	100	0	7	0,0	0,0	100	0
8	0,0	0,0	100	0	8	0,0	0,0	100	0

Tabelle 22: Einzelverbundwerte der Gruppe M05MZ aus den axialen Zugversuchen

Gruppe: M05MZ003 Druck: 0,5 bar Metal Zirconia Primer & Multilink Automix 003 Tage					Gruppe: M05MZ150 Druck: 0,5 bar Metal Zirconia Primer & Multilink Automix 150 Tage				
[Nr.]	[N]	[N/mm²]	%-Bruchverteilung		[Nr.]	[N]	[N/mm²]	%-Bruchverteilung	
			AB	KB				AB	KB
1	248,0	30,8	0	100	1	117,8	14,6	0	100
2	284,0	35,3	7	93	2	84,9	10,6	25	75
3	176,0	21,9	25	75	3	137,8	17,1	27	73
4	206,1	25,6	0	100	4	152,8	19,0	36	64
5	291,6	36,3	8	92	5	159,5	19,8	46	54
6	199,8	24,8	6	94	6	151,9	18,9	0	100
7	179,4	22,3	0	100	7	114,4	14,2	12	88
8	281,7	35,0	0	100	8	137,8	17,1	36	64

Tabelle 23: Einzelverbundwerte der Gruppe M05AL aus den axialen Zugversuchen

Gruppe: M05AL003 Druck: 0,5 bar Alloy Primer & Multilink Automix 003 Tage					Gruppe: M05AL150 Druck: 0,5 bar Alloy Primer & Multilink Automix 150 Tage				
[Nr.]	[N]	[N/mm²]	%-Bruchverteilung		[Nr.]	[N]	[N/mm²]	%-Bruchverteilung	
			AB	KB				AB	KB
1	383,1	47,6	34	66	1	313,8	39,0	15	85
2	272,7	33,9	0	100	2	391,0	48,6	0	100
3	501,6	62,4	0	100	3	297,4	37,0	0	100
4	288,6	35,9	3	98	4	225,6	28,0	0	100
5	354,4	44,1	32	68	5	170,2	21,2	26	74
6	249,6	31,0	38	62	6	198,2	24,6	9	91
7	332,4	41,3	0	100	7	291,9	36,3	40	60
8	499,6	62,1	0	100	8	197,9	24,6	9	91

Tabelle 24: Einzelverbundwerte der Gruppe M05CC aus den axialen Zugversuchen

Gruppe: M05CC003 Druck: 0,5 bar Clearfil Ceramic Primer & Multilink Automix 003 Tage					Gruppe: M05CC150 Druck: 0,5 bar Clearfil Ceramic Primer & Multilink Automix 150 Tage				
[Nr.]	[N]	[N/mm²]	%-Bruchverteilung		[Nr.]	[N]	[N/mm²]	%-Bruchverteilung	
			AB	KB				AB	KB
1	339,4	42,2	29	71	1	228,3	28,4	24	76
2	303,8	37,8	5	95	2	241,8	30,1	22	78
3	402,2	50,0	0	100	3	307,0	38,2	14	86
4	275,1	34,2	10	90	4	204,5	25,4	20	80
5	282,6	35,1	5	95	5	146,1	18,2	0	100
6	398,4	49,5	46	54	6	127,2	15,8	34	66
7	403,8	50,2	0	100	7	232,2	28,9	52	48
8	353,7	44,0	6	94	8	246,1	30,6	43	57

Die nachfolgenden Tabellen 19-22 zeigen sowohl die oberflächenbezogenen Einzelverbundwerte (N/mm^2) aus den Zugversuchen der mit Multilink Automix verklebten Gruppen bei 2,5 bar Strahldruck, als auch die prozentuale Verteilung kohäsiver/adhäsiver Bruch (AB/KB) aus den lichtmikroskopischen Bruchflächenanalysen.

Tabelle 25: Einzelverbundwerte der Gruppe M25k aus den axialen Zugversuchen

Gruppe: M25k003 Druck: 2,5 bar kein Primer & Multilink Automix 003 Tage					Gruppe: M25k150 Druck: 2,5 bar kein Primer & Multilink Automix 150 Tage				
[Nr.]	[N]	[N/mm²]	%-Bruchverteilung		[Nr.]	[N]	[N/mm²]	%-Bruchverteilung	
			AB	KB				AB	KB
1	91,9	11,4	100	0	1	0,0	0,0	100	0
2	134,0	16,7	100	0	2	0,0	0,0	100	0
3	102,8	12,8	100	0	3	0,0	0,0	100	0
4	84,7	10,5	100	0	4	0,0	0,0	100	0
5	81,2	10,1	100	0	5	0,0	0,0	100	0
6	112,8	14,0	100	0	6	0,0	0,0	100	0
7	168,3	20,9	100	0	7	0,0	0,0	100	0
8	40,2	5,0	100	0	8	0,0	0,0	100	0

Tabelle 26: Einzelverbundwerte der Gruppe M25MZ aus den axialen Zugversuchen

Gruppe: M25MZ003 Druck: 2,5 bar Metal Zirconia Primer & Multilink Automix 003 Tage					Gruppe: M25MZ150 Druck: 2,5 bar Metal Zirconia Primer & Multilink Automix 150 Tage				
[Nr.]	[N]	[N/mm²]	%-Bruchverteilung		[Nr.]	[N]	[N/mm²]	%-Bruchverteilung	
			AB	KB				AB	KB
1	353,5	44,0	27	73	1	177,2	22,0	52	48
2	254,1	31,6	8	93	2	117,6	14,6	43	57
3	275,8	34,3	20	80	3	152,2	18,9	41	59
4	332,8	41,4	4	96	4	149,1	18,5	100	0
5	413,9	51,5	3	98	5	205,8	25,6	21	79
6	305,3	38,0	11	89	6	156,5	19,5	78	23
7	228,8	28,4	34	66	7	174,0	21,6	56	44
8	179,5	22,3	26	74	8	127,3	15,8	52	48

Tabelle 27: Einzelverbundwerte der Gruppe M25AL aus den axialen Zugversuchen

Gruppe: M25AL003 Alloy Primer & Multilink Automix 003 Tage					Gruppe: M25AL150 Alloy Primer & Multilink Automix 150 Tage				
[Nr.]	[N]	[N/mm²]	%-Bruchverteilung		[Nr.]	[N]	[N/mm²]	%-Bruchverteilung	
			AB	KB				AB	KB
1	430,1	53,5	0	100	1	216,3	26,9	13	87
2	363,4	45,2	10	90	2	316,8	39,4	41	59
3	261,6	32,5	0	100	3	163,0	20,3	5	95
4	310,1	38,6	0	100	4	187,8	23,4	4	96
5	444,1	55,2	0	100	5	167,2	20,8	0	100
6	345,0	42,9	10	90	6	185,7	23,1	39	61
7	356,4	44,3	0	100	7	252,3	31,4	11	89
8	434,7	54,1	16	84	8	176,3	21,9	20	80

Tabelle 28: Einzelverbundwerte der Gruppe M25CC aus den axialen Zugversuchen

Gruppe: M25CC003 Clearfil Ceramic Primer & Multilink Automix 003 Tage					Gruppe: M25CC150 Clearfil Ceramic Primer & Multilink Automix 150 Tage				
[Nr.]	[N]	[N/mm²]	%-Bruchverteilung		[Nr.]	[N]	[N/mm²]	%-Bruchverteilung	
			AB	KB				AB	KB
1	391,1	48,6	15	85	1	192,9	24,0	31	69
2	467,8	58,2	6	94	2	257,5	32,0	17	83
3	342,8	42,6	6	94	3	179,6	22,3	29	71
4	407,0	50,6	0	100	4	202,8	25,2	0	100
5	381,5	47,4	18	82	5	353,2	43,9	4	96
6	410,5	51,0	0	100	6	235,7	29,3	21	79
7	388,9	48,4	13	87	7	343,9	42,8	21	79
8	388,5	48,3	13	87	8	325,7	40,5	17	83

Die nachfolgenden Tabellen 23-26 zeigen sowohl die oberflächenbezogenen Einzelverbundwerte (N/mm^2) aus den Zugversuchen der mit RelyX Unicem verklebten Gruppen ohne Korundstrahlung ($\triangleq$ 0 bar Strahldruck), als auch die prozentuale Verteilung kohäsiver/adhäsiver Bruch (AB/KB) aus den lichtmikroskopischen Bruchflächenanalysen

Tabelle 29: *Einzelverbundwerte der Gruppe R00k aus den axialen* Zugversuchen

Gruppe: R00k003 Druck: 0,0 bar kein Primer & RelyX Unicem 003 Tage					Gruppe: R00k150 Druck: 0,0 bar kein Primer & RelyX Unicem 150Tage				
[Nr.]	[N]	[N/mm²]	%-Bruchverteilung		[Nr.]	[N]	[N/mm²]	%-Bruchverteilung	
			AB*	KB**				AB*	KB**
1	134,7	16,7	100	0	1	0,0	0,0	100	0
2	99,2	12,3	100	0	2	0,0	0,0	100	0
3	150,1	18,7	100	0	3	0,0	0,0	100	0
4	180,7	22,5	34	66	4	0,0	0,0	100	0
5	194,1	24,1	72	28	5	0,0	0,0	100	0
6	109,9	13,7	46	54	6	0,0	0,0	100	0
7	197,5	24,6	100	0	7	0,0	0,0	100	0
8	131,9	16,4	39	61	8	0,0	0,0	100	0

Tabelle 30: *Einzelverbundwerte der Gruppe R00MZ aus den axialen* Zugversuchen

Gruppe: R00MZ003 Druck: 0,0 bar Metal Zirconia Primer & RelyX Unicem 003 Tage					Gruppe: R00k150 Druck: 0,0 bar Metal Zirconia Primer & RelyX Unicem 150Tage				
[Nr.]	[N]	[N/mm²]	%-Bruchverteilung		[Nr.]	[N]	[N/mm²]	%-Bruchverteilung	
			AB*	KB**				AB*	KB**
1	104,2	13,0	30	70	1	0,0	0,0	100	0
2	164,1	20,4	80	20	2	0,0	0,0	91	9
3	166,2	20,7	55	45	3	0,0	0,0	100	0
4	138,9	17,3	72	28	4	0,0	0,0	100	0
5	176,5	21,9	39	61	5	0,0	0,0	100	0
6	153,4	19,1	40	70	6	0,0	0,0	97	3
7	206,3	25,7	34	66	7	0,0	0,0	100	0
8	182,5	22,7	37	63	8	0,0	0,0	100	0

Tabelle 31: Einzelverbundwerte der Gruppe R00AL aus den axialen Zugversuchen

Gruppe: R00AL003 Druck: 0,0 bar Alloy Primer & RelyX Unicem 003 Tage					Gruppe: R00k150 Druck: 0,0 bar Alloy Primer & RelyX Unicem 150Tage				
[Nr.]	[N]	[N/mm²]	%-Bruchverteilung		[Nr.]	[N]	[N/mm²]	%-Bruchverteilung	
			AB*	KB**				AB*	KB**
1	174,7	21,7	15	85	1	0,0	0,0	100	0
2	213,7	26,6	9	91	2	0,0	0,0	100	0
3	206,6	25,7	9	91	3	0,0	0,0	100	0
4	256,9	31,9	9	91	4	0,0	0,0	100	0
5	308,8	38,4	4	96	5	0,0	0,0	95	5
6	316,0	39,3	0	100	6	0,0	0,0	100	0
7	321,8	40,0	0	100	7	0,0	0,0	100	0
8	224,0	27,8	9	91	8	0,0	0,0	100	0

Tabelle 32: Einzelverbundwerte der Gruppe R00CC aus den axialen Zugversuchen

Gruppe: R00CC003 Druck: 0,0 bar Clearfil Ceramic Primer & RelyX Unicem 003 Tage					Gruppe: R00k150 Druck: 0,0 bar Clearfil Ceramic Primer & RelyX Unicem 150Tage				
[Nr.]	[N]	[N/mm²]	%-Bruchverteilung		[Nr.]	[N]	[N/mm²]	%-Bruchverteilung	
			AB*	KB**				AB*	KB**
1	200,5	24,9	11	89	1	0,0	0,0	100	0
2	228,5	28,4	27	73	2	0,0	0,0	100	0
3	222,7	27,7	6	94	3	0,0	0,0	97	3
4	176,6	22,0	20	80	4	0,0	0,0	95	5
5	192,5	23,9	27	73	5	0,0	0,0	100	0
6	170,2	21,2	5	95	6	0,0	0,0	66	34
7	178,7	22,2	12	88	7	0,0	0,0	100	0
8	289,3	36,0	16	84	8	0,0	0,0	100	0

Die nachfolgenden Tabellen 27-30 zeigen sowohl die oberflächenbezogenen Einzelverbundwerte (N/mm^2) aus den Zugversuchen der mit RelyX Unicem verklebten Gruppen bei 0,5 bar Strahldruck, als auch die prozentuale Verteilung kohäsiver/adhäsiver Bruch (AB/KB) aus den lichtmikroskopischen Bruchflächenanalysen

Tabelle 33: Einzelverbundwerte der Gruppe R05k aus den axialen Zugversuchen

Gruppe: R05k003 kein Primer & RelyX Unicem 003 Tage					Gruppe: R05k150 kein Primer & RelyX Unicem 150Tage				
[Nr.]	[N]	[N/mm²]	%-Bruchverteilung		[Nr.]	[N]	[N/mm²]	%-Bruchverteilung	
			AB*	KB**				AB*	KB**
1	288,3	35,8	0	100	1	122,0	15,2	100	0
2	288,0	35,8	0	100	2	91,7	11,4	100	0
3	321,1	39,9	4	96	3	110,2	13,7	100	0
4	408,3	50,8	0	100	4	98,0	12,2	100	0
5	359,7	44,7	0	100	5	80,5	10,0	100	0
6	348,6	43,3	4	96	6	92,0	11,4	100	0
7	343,2	42,7	4	96	7	151,8	18,9	100	0
8	334,7	41,6	0	100	8	144,6	18,0	100	0

Tabelle 34: Einzelverbundwerte der Gruppe R05MZ aus den axialen Zugversuchen

Gruppe: R05MZ003 Metal Zirconia Primer & RelyX Unicem 003 Tage					Gruppe: R05k150 Metal Zirconia Primer & RelyX Unicem 150Tage				
[Nr.]	[N]	[N/mm²]	%-Bruchverteilung		[Nr.]	[N]	[N/mm²]	%-Bruchverteilung	
			AB*	KB**				AB*	KB**
1	386,2	48,0	0	100	1	203,9	25,4	5	95
2	350,6	43,6	0	100	2	114,9	14,3	29	71
3	275,5	34,2	0	100	3	162,7	20,2	0	100
4	317,9	39,5	0	100	4	178,1	22,1	31	69
5	333,1	41,4	0	100	5	140,0	17,4	17	83
6	372,9	46,4	0	100	6	127,2	15,8	19	81
7	333,3	41,4	0	100	7	172,8	21,5	67	33
8	378,0	47,0	0	100	8	109,6	13,6	22	78

Tabelle 35: Einzelverbundwerte der Gruppe R05AL aus den axialen Zugversuchen

Gruppe: R05AL003 Druck: 0,5 bar Alloy Primer & RelyX Unicem 003 Tage					Gruppe: R05k150 Druck: 0,5 bar Alloy Primer & RelyX Unicem 150Tage				
	[N]	[N/mm²]	%-Bruchverteilung AB*	KB**	[Nr.]	[N]	[N/mm²]	%-Bruchverteilung AB*	KB**
1	305,9	38,0	0	100	1	338,7	42,1	9	91
2	419,2	52,1	0	100	2	333,4	41,5	0	100
3	383,0	47,6	0	100	3	291,8	36,3	15	85
4	270,7	33,7	0	100	4	307,3	38,2	5	95
5	359,6	44,7	0	100	5	348,5	43,3	5	95
6	315,9	39,3	0	100	6	301,9	37,5	12	88
7	292,7	36,4	0	100	7	237,2	29,5	0	100
8	331,2	41,2	0	100	8	254,1	31,6	9	91

Tabelle 36: Einzelverbundwerte der Gruppe R05CC aus den axialen Zugversuchen

Gruppe: R05CC003 Druck: 0,5 bar Clearfil Ceramic Primer & RelyX Unicem 003 Tage					Gruppe: R05k150 Druck: 0,5 bar Clearfil Ceramic Primer & RelyX Unicem 150Tage				
[Nr.]	[N]	[N/mm²]	%-Bruchverteilung AB*	KB**	[Nr.]	[N]	[N/mm²]	%-Bruchverteilung AB*	KB**
1	283,5	35,2	0	100	1	205,9	25,6	0	100
2	307,8	38,3	0	100	2	255,3	31,7	4	96
3	301,6	37,5	0	100	3	164,3	20,4	0	100
4	326,7	40,6	0	100	4	171,1	21,3	0	100
5	313,2	38,9	0	100	5	258,6	32,2	0	100
6	331,5	41,2	0	100	6	185,1	23,0	0	100
7	318,5	39,6	0	100	7	176,8	22,0	0	100
8	327,9	40,8	0	100	8	291,1	36,2	0	100

Die nachfolgenden Tabellen 31-34 zeigen sowohl die oberflächenbezogenen Einzelverbundwerte (N/mm^2) aus den Zugversuchen der mit RelyX Unicem verklebten Gruppen bei 2,5 bar Strahldruck, als auch die prozentuale Verteilung kohäsiver/adhäsiver Bruch (AB/KB) aus den lichtmikroskopischen Bruchflächenanalysen

Tabelle 37: Einzelverbundwerte der Gruppe R25k aus den axialen Zugversuchen

Gruppe: R25k003 Druck: 2,5 bar kein Primer & RelyX Unicem 003 Tage					Gruppe: R25k150 Druck: 2,5 bar kein Primer & RelyX Unicem 150 Tage				
[Nr.]	[N]	[N/mm²]	%-Bruchverteilung		[Nr.]	[N]	[N/mm²]	%-Bruchverteilung	
			AB*	KB**				AB*	KB**
1	358,6	44,6	0	100	1	216,0	26,9	0	100
2	354,8	44,1	0	100	2	382,6	47,6	0	100
3	378,7	47,1	0	100	3	216,4	26,9	7	94
4	379,9	47,2	0	100	4	222,0	27,6	0	100
5	373,9	46,5	0	100	5	263,8	32,8	0	100
6	346,4	43,1	0	100	6	284,4	35,4	0	100
7	365,4	45,4	0	100	7	207,5	25,8	12	88
8	402,3	50,0	0	100	8	272,1	33,8	4	96

Tabelle 38: Einzelverbundwerte der Gruppe R25MZ aus den axialen Zugversuchen

Gruppe: R25MZ003 Druck: 2,5 bar Metal Zirconia Primer & RelyX Unicem 003 Tage					Gruppe: R25k150 Druck: 2,5 bar Metal Zirconia Primer & RelyX Unicem 150 Tage				
[Nr.]	[N]	[N/mm²]	%-Bruchverteilung		[Nr.]	[N]	[N/mm²]	%-Bruchverteilung	
			AB*	KB**				AB*	KB**
1	295,7	36,8	0	100	1	163,0	20,3	100	0
2	319,8	39,8	12	88	2	123,9	15,4	100	0
3	411,5	51,2	0	100	3	132,5	16,5	100	0
4	295,7	36,8	16	84	4	153,5	19,1	100	0
5	298,7	37,1	0	100	5	166,9	20,7	100	0
6	277,5	34,5	16	84	6	177,9	22,1	50	50
7	354,4	44,1	16	84	7	159,2	19,8	100	0
8	503,0	62,5	0	100	8	119,9	14,9	100	0

Tabelle 39: Einzelverbundwerte der Gruppe R25AL aus den axialen Zugversuchen

Gruppe: R25AL003 Druck: 2,5 bar Alloy Primer & RelyX Unicem 003 Tage					Gruppe: R25AL003 Druck: 2,5 bar Alloy Primer & RelyX Unicem 003 Tage				
[Nr.]	[N]	[N/mm²]	%-Bruchverteilung		[Nr.]	[N]	[N/mm²]	%-Bruchverteilung	
			AB*	KB**				AB*	KB**
1	275,5	34,2	8	92	1	249,1	31,0	4	96
2	327,3	40,7	9	91	2	305,4	38,0	5	95
3	262,5	32,6	0	100	3	369,0	45,9	11	89
4	319,0	39,7	19	81	4	317,1	39,4	4	96
5	310,8	38,6	10	90	5	271,7	33,8	0	100
6	275,1	34,2	5	95	6	313,9	39,0	0	100
7	248,4	30,9	0	100	7	236,5	29,4	0	100
8	245,6	30,5	8	92	8	302,0	37,5	0	100

Tabelle 40: Einzelverbundwerte der Gruppe R25CC aus den axialen Zugversuchen

Gruppe: R25CC003 Druck: 2,5 bar Clearfil Ceramic Primer & RelyX Unicem 003 Tage					Gruppe: R25k150 Druck: 2,5 bar Clearfil Ceramic Primer & RelyX Unicem 150Tage				
[Nr.]	[N]	[N/mm²]	%-Bruchverteilung		[Nr.]	[N]	[N/mm²]	%-Bruchverteilung	
			AB*	KB**				AB*	KB**
1	257,6	32,0	0	100	1	190,2	23,6	0	100
2	261,9	32,6	26	74	2	321,4	40,0	0	100
3	213,3	26,5	0	100	3	257,8	32,1	0	100
4	324,1	40,3	40	60	4	275,5	34,2	0	100
5	317,8	39,5	40	60	5	220,6	27,4	3	97
6	253,2	31,5	0	100	6	286,4	35,6	0	100
7	258,1	32,1	11	89	7	207,6	25,8	0	100
8	240,8	29,9	0	100	8	307,8	38,3	0	100

Tabelle 41: Einzelwerte aus dem Shapiro-Wilk-Test zur Prüfung auf Normalverteilung. Signifikanzwerte ≤ 0,05 zeigen eine nicht normale Verteilung der entsprechenden Gruppe (rot markiert).

	Multilink Automix				RelyX Unicem		
Gruppencode	Statistik	df	p-Wert	Gruppencode	Statistik	df	p-Wert
M00AL003	0,950	8	0,709	R00AL003	0,898	8	0,276
M00MZ003	0,857	8	0,111	R00k003	0,922	8	0,449
M00CC003	0,915	8	0,391	R00MZ003	0,922	8	0,449
M05AL003	0,891	8	0,238	R00SC003	0,864	8	0,130
M05AL150	0,930	8	0,512	R05AL003	0,966	8	0,862
M05k003	0,843	8	0,082	R05AL150	0,930	8	0,517
M05MZ003	0,865	8	0,134	R05k003	0,938	8	0,594
M05MZ150	0,913	8	0,377	R05k150	0,912	8	0,368
M05CC003	0,891	8	0,241	R05MZ003	0,937	8	0,577
M05CC150	0,935	8	0,562	R05MZ150	0,949	8	0,702
M25AL003	0,926	8	0,478	R05CC003	0,931	8	0,524
M25AL150	0,830	8	0,059	R05CC150	0,877	8	0,176
M25k003	0,976	8	0,942	R25AL003	0,899	8	0,281
M25MZ003	0,997	8	1,000	R25AL150	0,951	8	0,726
M25MZ150	0,972	8	0,913	R25k003	0,964	8	0,848
M25CC003	0,899	8	0,283	R25k150	0,820	8	0,047
M25CC150	0,884	8	0,205	R25MZ003	0,817	8	0,043

Ergebnis (MPa) ist bei folgenden Gruppencodes konstant (Nullwerte) und wurde weggelassen:

M00AL150; M00k003; M00k150; M00MZ150; M00CC150; M05k150; M25k150; R00AL150; R00k150; R00MZ150; R00CC150

Die nachfolgenden Tabellen zeigen die Ergebnisse aus der Evaluierung des Einflusses verschiedener Strahldrücke bei sonst gleichen Parametern der normalverteilten Gruppen ohne Nullwerte mittels einfaktorieller Varianzanalyse. Dabei gilt: nicht signifikant: $p > 0{,}05$; schwach signifikant: $p \leq 0{,}05$; signifikant: $p \leq 0{,}01$; hoch signifikant $p \leq 0{,}001$. Signifikante Werte sind rot markiert.

Tabelle 42: Ergebnisse der einfaktoriellen Varianzanalyse zur Signifikanzprüfung des Strahldrucks als Einflussfaktor bei normalverteilten Gruppen. Gleiche Parameter: Kleber: Multilink Automix, Primer: Metal/Zirconia Primer, Lagerungszeit: 3 Tage.

	Quadrat-summe	df	Mittel der Quadrate	F	p-Wert
Zwischen den Gruppen	3039,037	2	1519,518	32,746	≤ 0,001
Innerhalb der Gruppen	974,456	21	46,403		
Gesamt	4013,493	23			

Tabelle 43: Ergebnisse der einfaktoriellen Varianzanalyse zur Signifikanzprüfung des Strahldrucks als Einflussfaktor bei normalverteilten Gruppen. Gleiche Parameter: Kleber: Multilink Automix, Primer: Alloy Primer, Lagerungszeit: 3 Tage.

	Quadrat-summe	df	Mittel der Quadrate	F	p-Wert
Zwischen den Gruppen	3944,599	2	1972,299	26,694	≤ 0,001
Innerhalb der Gruppen	1551,604	21	73,886		
Gesamt	5496,203	23			

Tabelle 44: Ergebnisse der einfaktoriellen Varianzanalyse zur Signifikanzprüfung des Strahldrucks als Einflussfaktor bei normalverteilten Gruppen. Gleiche Parameter: Kleber: Multilink Automix, Primer: Clearfil Ceramic Primer, Lagerungszeit: 3 Tage.

	Quadrat-summe	df	Mittel der Quadrate	F	p-Wert
Zwischen den Gruppen	2612,882	2	1306,441	44,716	≤ 0,001
Innerhalb der Gruppen	613,544	21	29,216		
Gesamt	3226,425	23			

Tabelle 45: Ergebnisse der einfaktoriellen Varianzanalyse zur Signifikanzprüfung des Strahldrucks als Einflussfaktor bei normalverteilten Gruppen. Gleiche Parameter: Kleber: RelyX Unicem, Primer: kein Primer, Lagerungszeit: 3 Tage.

	Quadrat-summe	df	Mittel der Quadrate	F	p-Wert
Zwischen den Gruppen	3483,623	2	1741,811	103,517	≤ 0,001
Innerhalb der Gruppen	353,354	21	16,826		
Gesamt	3836,976	23			

Tabelle 46: Ergebnisse der einfaktoriellen Varianzanalyse zur Signifikanzprüfung des Strahldrucks als Einflussfaktor bei normalverteilten Gruppen. Gleiche Parameter: Kleber: RelyX Unicem, Primer: Alloy Primer, Lagerungszeit: 3 Tage.

	Quadrat-summe	df	Mittel der Quadrate	F	p-Wert

Zwischen den Gruppen	425,329	2	212,664	6,169	0,008
Innerhalb der Gruppen	723,887	21	34,471		
Gesamt	1149,216	23			

Tabelle 47: *Ergebnisse der einfaktoriellen Varianzanalyse zur Signifikanzprüfung des Strahldrucks als Einflussfaktor bei normalverteilten Gruppen. Gleiche Parameter: Kleber: RelyX Unicem, Primer: Clearfil Ceramic Primer, Lagerungszeit: 3 Tage.*

	Quadrat-summe	df	Mittel der Quadrate	F	p-Wert
Zwischen den Gruppen	703,060	2	351,530	21,305	≤ 0,001
Innerhalb der Gruppen	346,494	21	16,500		
Gesamt	1049,553	23			

Die nachfolgenden Tabellen zeigen die Ergebnisse aus der Evaluierung des Einflusses verschiedener Primer bei sonst gleichen Parametern der normalverteilten Gruppen ohne Nullwerte mittels einfaktorieller Varianzanalyse. Dabei gilt: nicht signifikant: $p \geq 0{,}05$, schwach signifikant: $p \leq 0{,}05$; signifikant: $p \leq 0{,}01$; hoch signifikant $p \leq 0{,}001$. Signifikante Werte sind rot markiert.

Tabelle 48: *Ergebnisse der einfaktoriellen Varianzanalyse zur Signifikanzprüfung des Primers als Einflussfaktor bei normalverteilten Gruppen. Gleiche Parameter: Kleber: Multilink Automix, Druck: 0,5 bar, Lagerungszeit: 3 Tage.*

	Quadrat-summe	df	Mittel der Quadrate	F	p-Wert
Zwischen den Gruppen	5030,017	3	1676,672	22,794	≤ 0,001
Innerhalb der Gruppen	2059,602	28	73,557		
Gesamt	7089,619	31			

Tabelle 49: *Ergebnisse der einfaktoriellen Varianzanalyse zur Signifikanzprüfung des Primers als Einflussfaktor bei normalverteilten Gruppen. Gleiche Parameter: Kleber: Multilink Automix, Druck: 2,5 bar, Lagerungszeit: 3 Tage.*

	Quadrat-summe	df	Mittel der Quadrate	F	p-Wert
Zwischen den Gruppen	6553,485	3	2184,495	45,380	≤ 0,001
Innerhalb der Gruppen	1347,868	28	48,138		
Gesamt	7901,353	31			

Tabelle 50: *Ergebnisse der einfaktoriellen Varianzanalyse zur Signifikanzprüfung des Primers als Einflussfaktor bei normalverteilten Gruppen. Gleiche Parameter: Kleber: RelyX Unicem, Druck: 0,0 bar, Lagerungszeit: 3 Tage.*

	Quadrat-summe	df	Mittel der Quadrate	F	p-Wert
Zwischen den Gruppen	925,778	3	308,593	10,525	≤ 0,001
Innerhalb der Gruppen	820,933	28	29,319		
Gesamt	1746,711	31			

Tabelle 51: Ergebnisse der einfaktoriellen Varianzanalyse zur Signifikanzprüfung des Primers als Einflussfaktor bei normalverteilten Gruppen. Gleiche Parameter: Kleber: RelyX Unicem, Druck: 0,5 bar, Lagerungszeit: 3 Tage.

	Quadrat-summe	df	Mittel der Quadrate	F	p-Wert
Zwischen den Gruppen	60,475	3	20,158	0,932	0,438
Innerhalb der Gruppen	605,803	28	21,636		
Gesamt	666,277	31			

Tabelle 52: Ergebnisse der einfaktoriellen Varianzanalyse zur Signifikanzprüfung des Primers als Einflussfaktor bei normalverteilten Gruppen. Gleiche Parameter: Kleber: RelyX Unicem, Druck: 0,5 bar, Lagerungszeit: 150 Tage

	Quadrat-summe	df	Mittel der Quadrate	F	p-Wert
Zwischen den Gruppen	2551,527	3	850,509	38,515	≤ 0,001
Innerhalb der Gruppen	618,317	28	22,083		
Gesamt	3169,844	31			

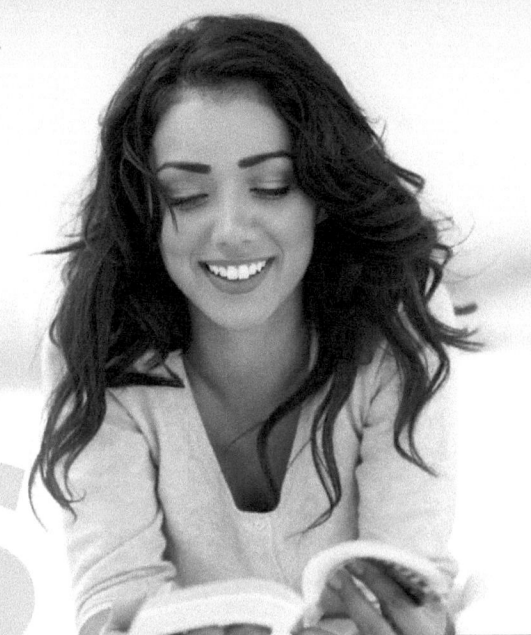

i want morebooks!

Buy your books fast and straightforward online - at one of world's fastest growing online book stores! Environmentally sound due to Print-on-Demand technologies.

Buy your books online at
www.get-morebooks.com

Kaufen Sie Ihre Bücher schnell und unkompliziert online – auf einer der am schnellsten wachsenden Buchhandelsplattformen weltweit! Dank Print-On-Demand umwelt- und ressourcenschonend produziert.

Bücher schneller online kaufen
www.morebooks.de

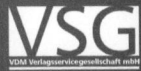

VDM Verlagsservicegesellschaft mbH
Heinrich-Böcking-Str. 6-8　　Telefon: +49 681 3720 174　　info@vdm-vsg.de
D - 66121 Saarbrücken　　　Telefax: +49 681 3720 1749　　www.vdm-vsg.de

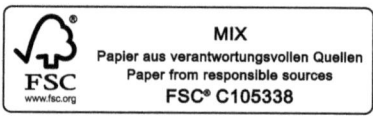

Printed by Books on Demand GmbH, Norderstedt / Germany